Helga Simon-Wagenbach

Atmen

topos taschenbücher, Band 1130
Eine Produktion des Verlags Butzon & Bercker

Helga Simon-Wagenbach

Atmen

Die Weisheit der
spürenden Achtsamkeit im Jetzt

topos taschenbücher

Verlagsgemeinschaft topos plus
Butzon & Bercker, Kevelaer
Don Bosco, München
Echter, Würzburg
Matthias Grünewald Verlag, Ostfildern
Verlag Friedrich Pustet, Regensburg
Tyrolia, Innsbruck

Eine Initiative der
Verlagsgruppe engagement

www.topos-taschenbuecher.de

Bibliografische Information der Deutschen Nationalbibliothek
Die Deutsche Nationalbibliothek verzeichnet diese Publikation in der Deutschen Nationalbibliografie; detaillierte bibliografische Daten sind im Internet über http://dnb.d-nb.de abrufbar.

ISBN 978-3-8367-1130-2

2019 Verlagsgemeinschaft topos plus, Kevelaer

Umschlagabbildung: © frank mckenna / unsplash
Einband- und Reihengestaltung: Finken & Bumiller, Stuttgart
Satz: SATZstudio Josef Pieper, Bedburg-Hau
Herstellung: Friedrich Pustet, Regensburg
Printed in Germany

Inhalt

Bewusster Atem

Die Spur des immerwährenden Lebens – Erfahrungen

Einführende Gedanken

Die Vergangenheit
hat mich gedichtet
ich habe
die Zukunft geerbt
Mein Atem heißt
Jetzt

Rose Ausländer, Mein Atem. Aus: dies., Ich höre das Herz des Oleanders. Gedichte 1977–1979. © S. Fischer Verlag GmbH, Frankfurt am Main, 1984.

Was sagt uns dieses vor langer Zeit von Rose Ausländer geschriebene Gedicht? Es klingt zwar zunächst wie die weise Botschaft einer individuellen Erfahrung. Schon beim ersten Lesen fühlt man sich aber auch als heute lebender Mensch sofort angesprochen und berührt. Resonanz entsteht, das Herz antwortet, der Geist versucht zu verstehen. Im günstigsten Falle weiß man sofort: Es geht auch um mich, es geht um das normale menschliche Leben zwischen Vergangenheit und Zukunft, zu allen Zeiten, in allen Kulturen, in jeder Lebenssituation.

Die verdichtete Form des Textes fasziniert in den ersten beiden Aussagen durch ihre kurze, klare, unausweichliche Zustandsbeschreibung, die erschreckend, ja lähmend wirken könnte, wenn man die Worte nur rational aufnimmt.

Möglich ist aber auch, sie als einen verborgenen Weckruf zum Widerstand gegen die scheinbar schicksalhafte Auswirkung der Vergangenheit auf das zukünftige Leben zu verstehen. Diese innere Bewegung der Hinwendung zum lebendigen Augenblick ist ein Aufbegehren gegen Konditionierung und Begrenzung, sie ist eine Empfindung –das Herz meldet sich!

Mit nur vier eindeutigen Worten, die eine verheißungsvolle Botschaft des Lebens sind, verstärkt Rose Ausländer den Impuls zur Veränderung: „... mein Atem heißt *Jetzt*“.

Der *Atem* und das *Jetzt* sind die erfahrbaren Schlüsselworte, die das immerwährende, das immer gegenwärtige Leben bedeuten.

Wir wissen nicht, was diese Aussage, dieses Statement, für die Autorin in ihrer persönlichen Lebenssituation bedeutet hat, wir können es nur ahnen. Wir wissen aber, dass sowohl in allen östlichen und westlichen Weisheitslehren der Vergangenheit als auch in den modernen Wissenschaften (Quantenphysik, Hirnforschung, Neurowissenschaften) der *Atem* und die Erfahrung des *Jetzt* von bahnbrechender Bedeutung für energetische Veränderungen (Transformation) und gleichzeitig für die das Denken überschreitende Transzendenz des Bewusstseins sind.

Dieses Wissen beruht nicht auf Glauben, Ahnungen oder philosophischen Überlegungen. Dieses Wissen beruht auf bestätigten, ganzheitlichen Erfahrungen von Menschen – über Jahrtausende und in allen Kulturen.

Die Essenz der Erfahrungen im Bewusstwerdungsprozess der Menschheit ist überzeitlich und universell. Die individuelle Wahrnehmung und die philosophisch-religiöse Zuordnung tiefgehender Erfahrungen waren jedoch früher fast ausschließlich, sind aber auch heute noch oft geprägt von der jeweiligen kulturellen Sozialisierung eines Menschen.

Durch die Bewusstseinsforschung wissen wir, dass die Fähigkeit zur Selbsttranszendenz im Bewusstsein eines jeden Menschen angelegt ist. Das bedeutet: Bei entsprechenden Bedingungen hat der Mensch die Fähigkeit zur Überwindung mentaler, emotionaler und kultureller Begrenzungen durch Konditionierung von Wahrnehmungs- und Verhaltensmustern. Das gilt ebenfalls für die Entfaltung und Weiterentwicklung der in uns angelegten Fähigkeiten der Empathie (Einfühlungsvermögen) und Resonanz (reagieren, antworten) im Rahmen unserer „Weltbeziehung".

Die nachhaltige Kultivierung und Stabilisierung unserer tiefen, umfassenden Möglichkeiten echter Selbstverwirklichung wird die gewohnte und beherrschende „Ego-Falle" außer Kraft setzen. Diese Ziel-Vision erscheint beim gegenwärtigen Welt-Zustand der Entfremdung durch Egozentrismus utopisch – ist es aber nicht!

Die Ur-Quelle und die *„Kann-Möglichkeiten"* (Hans-Peter Dürr, 1929–2014) liegen in uns, die Fähigkeit zur Verwirklichung ebenfalls. Der Weg zur Quelle ist dennoch zunächst nicht einfach. Er führt flussaufwärts, gegen den Strom von Gewohnheiten, Meinungen, Wertungen und Erwartungen.

Äußere Hindernisse und innere Schwächen säumen den Weg und lassen uns oft zweifeln.

Dennoch: Wir wissen aus vielen Meditationserfahrungen, besonders, wenn sie sich durch die Verschmelzung mit dem bewussten Atem ereignen, dass Veränderung möglich ist. Dem können wir auch in schwierigen Zeiten vertrauen.

Bewusstsein kann sich ausdehnen und rationale Begrenzungen überschreiten. Lebensenergie in Form von bewusstem Atem und uneingeschränkter Präsenz im gelebten Augenblick kann uneingeschränkt fließen. Es liegt in unserer Hand, Bedingungen zu schaffen, damit die Energie aller Erfahrungsebenen des Menschen in einem Zustand höchster Bewusstheit zur Balance integriert wird.

Der veränderte innere Zustand eines Menschen hat dann auch eine positive Ausstrahlung, eine Resonanz im Außen seiner Lebenswirklichkeit. Die Einheit von Energie und Bewusstsein, die man als Urquelle des Seins, als reines, ungeteiltes, ja göttliches Bewusstsein bezeichnen kann, manifestiert sich in der Welt auf individuell unterschiedliche Art und Weise als Materie, als menschliche Gestalt, als Form. *Diese lebendige, atmende Natur ist unser Leben. Unser Ursprung ist Energie und Bewusstsein.*

Während unserer Körperlebenszeit macht die Einheit, die wir zutiefst sind, eine menschliche Erfahrung als Vielfalt polar angelegter Wirkkräfte.

Das Erfahrungsorgan, die materielle Form, der „Tempel des Geistes“, ist dabei der Körper. Seine Wahrnehmungs- und Resonanzfähigkeiten, seine Sinne, Gefühle, Organfunktionen und das Gehirn schwingen im Rhythmus des subtil wirkenden *Atems*. Er ist das verbindende und integrierende Medium des Lebens.

Der Atem realisiert sich vielfältig: in seiner kreatürlichen Form (Einatmen und Ausatmen), in seiner subtilen, pulsierenden Bewegung in allen Körperzellen und in der Erfahrung des kosmischen Atems als Zustand der Atemruhe in der Bewusstseinsstille der Meditation. In diesem stillen Raum, jenseits des Denkens und Reagierens, erfahren wir, wer wir wirklich sind: *Immerwährendes, unteilbares, leidfreies Sein.*

Diese Erkenntnisse und unmittelbaren Erfahrungen entbinden uns auch von bisherigen Vorstellungen, dass eine tiefe, spirituelle Erfahrung, die unser Leben grundlegend verändern kann, ausschließlich durch die Einbettung in eine religiöse Glaubensgemeinschaft (Konfession) und ihre Rituale möglich ist.

Es sind heute die auf vielen Ebenen bestätigten Erkenntnisse der modernen Naturwissenschaften und der körperbezogenen Übungs- und Therapieformen, die den Weg in die Zukunft eines nachhaltig wirksamen und ganzheitlichen Bewusstseins weisen. Wenn es gelingt, die mystischen Erfahrungen von Einheit, Liebe und Verbundenheit der spirituellen Meister aller Zeiten durch die neuzeitlichen Methoden der Wissenschaft besser zu verstehen, zu bestätigen und sie vielen Menschen zugänglich zu machen, dann hat ein wichtiger Bewusstseinssprung stattgefunden.

Glauben und Philosophie sowie die Forschung auf der neurowissenschaftlichen Ebene könnten sich schrittweise einander annähern. Authentische, zeitlose Erfahrungen könnten zu einer neuen Einsicht integriert und vernetzt werden, um das, „was unsere Welt im Innersten zusammenhält", zu erfahren, zu verstehen und es handelnd wirksam werden zu lassen. *Religion, Philosophie und Wissenschaft würden durch das Verstehen im Rahmen ganzheitlicher Erfahrungen zu* W e i s h e i t *, die aus dem Herzen kommt.*

Viele übende und forschende Menschen sind schon auf diesem Weg und beweisen, dass Veränderung und Weiterentwicklung zu einem neuen, bewussten und mitfühlenden Dasein möglich sind. Das lässt hoffen, ist aber noch nicht genug!

Die Weisheit, die aus dem Herzen kommt, unterscheidet sich von rationalem, theoretischem Wissen des „entweder – oder" durch die Ganzheitlichkeit des „sowohl als auch". Die Initialzündung zu diesem veränderten Zustand liegt im sinnlichen Erleben des gefühlten Augenblicks.

Der Augenblick, das *Jetzt*, liegt zwischen Vergangenheit und Zukunft und ist frei von Bindungen oder Erwartungen an das eine oder an das andere. Er ist so kurz, so flüchtig, dass er nur sinnlich erfasst, gefühlt werden kann. Einen Augenblick, der so schnell vorübergeht wie ein Wimpernschlag und vom nächsten Augenblick abgelöst wird, kann man nicht denken, aber atmend spüren. Atemzug für Atemzug.

Erst durch die Qualität der unmittelbaren, subjektiven Erfahrung wird Verstehen der äußeren Wirklichkeit als Auswirkung innerer Zusammenhänge möglich. Verstehen heißt im Lateinischen *perspectare* (hindurchblicken). Durch das Kultivieren der direkten, unmittelbaren Erfahrung verändert sich sehr oft die Perspektive der Lebenssituation. Eine andere Sichtweise wird möglich, wir haben plötzlich den Durchblick, der zu neuen Einsichten führt. Wir sprechen dann auch oft von einer neuen Schau in innere Zusammenhänge, und wir werden intuitiv und kreativ bei der Lösung von scheinbar unlösbaren Problemen, die unsere Möglichkeiten bisher begrenzt haben. *Verstehen durch eigene ganzheitliche Erfahrung, durch reine Aufmerksamkeit, ist Weisheit.*

Dieses neue, bewusste Da-Sein wird sich in allen Lebensbereichen ausbreiten. Auch das Denken verändert sich zum „Herzgeist", wird offen, klar und dem Leben zugewandt.

Was in früheren Epochen unmöglich erschien, bestätigt heute auch die moderne Naturwissenschaft, insbesondere die Quantenphysik: Die Energie der subjektiven Erfahrung des beobachtenden Menschen beeinflusst das Forschungsergebnis.

Es finden wechselseitige Berührungen, „Verschränkungen" und Beziehungen zwischen Energien und Informationen statt, die neue Erfahrungs- und Wissensräume eröffnen.

Weisheit heißt im Lateinischen *sapientia* und kommt von *sapere* (schmecken) und *sapor* (Geschmack). Damit wird der entscheidende Unterschied zum theoretischen, eingrenzenden Wissen ganz klar. Du musst das Leben in allen Facetten schmecken, es dir im wahrsten Sinne des Wortes einverleiben, um es zu verstehen. *Wenn ihr's nicht fühlt, ihr werdet's nicht erjagen*, heißt es in Goethes „Faust". Und die Neurowissenschaftlerin Tanja Singer plädiert dafür: *Wir müssen fühlen lernen* (Tanja Singer, Neurowissenschaftlerin unserer Zeit)

Atmen ist das beste Einfallstor in die Innenwelt eines Menschen, heißt es bei Patricia Gerbard, einer Psychologin und Atemforscherin.

Im Atem ruhen, auf den Atem lauschen, mit dem Atem verschmelzen, Atem sein, ist nur möglich durch „spürende Achtsamkeit" und nicht durch Mentaltrainung und Anstrengung.

Spüren und lauschen, sowohl in Verbindung mit dem fließenden Atem als auch in Beziehung zum umgebenden Raum, stärken die Achtsamkeit nach innen. Als Resonanz entsteht von ganz alleine eine klare und einfühlsame Aufmerksamkeit und Handlungsfreiheit nach außen.

Die Verwirklichung dieses Bewusstwerdungsprozesses hat eine seit Jahrtausenden voranschreitende Geschichte. Die dazu in jedem Menschen angelegten Grundfähigkeiten stehen auch seit Anbeginn der Menschheitsgeschichte mehr oder weniger ausgeprägt zur Verfügung.

Aus heutiger Sicht wissen wir um die Bedeutung dieser Bewusstseinsevolution für die Zukunft. Wir kennen aber auch sehr genau die Hindernisse auf dem Weg, die eine echte Selbstverwirklichung erschweren oder sogar unmöglich machen. Nur ein *Übungsweg* macht Veränderungen möglich. Die Wege sind vielfältig und entsprechen dem Zeitgeist der jeweiligen Kultur. Heute erkennen wir, dass ein Übungsweg immer den Menschen individuell in seiner gegenwärtigen Situation und auf allen seinen Erfahrungsebenen ansprechen und erreichen muss. Dann wird sich das Tor zur Erfahrung des Seinsgrundes öffnen.

Atem im Licht der östlichen und der westlichen Weisheitslehren

Wind, Luft, Atem, Leben, Energie, Bewusstsein

Die ältesten Zeugnisse zeitloser Einheitserfahrungen

Die östlichen, indischen Weisheitslehren sind die ältesten Zeugnisse eines tiefgründigen Wissens über das Wesen der menschlichen Existenz, das auf vielfältigen Erfahrungen beruht.

Diese überzeitlichen und auch heute noch weitgehend universell gültigen Erfahrungen bestätigen die Einheit der Wirklichkeit im Seinsgrund eines jeden Menschen. Die Weisheit vom absoluten, unteilbaren Sein in der Tiefe, das jeden Augenblick in Beziehung zum äußeren Dasein gegenwärtig ist und immerwährend wirkt, wurde schon seit etwa 900 v. Chr. im *Advaita Vedanta* (*a-dvaita* = nicht zwei, nicht dualistisch) und in den *Upanishaden* beschrieben und gelehrt.

Die ältesten Zeugnisse zeitloser Einheitserfahrungen, von denen schriftlich berichtet wird, waren durch eine religiös-asketische Meditationspraxis entstanden. Man nahm anfangs irrtümlich an, dass alle Bewegungen des Lebens (sinnliche Erfahrungen, Gefühle und Gedanken), die erfahrungsgemäß auch den Atem beeinflussen, unbedingt durch strenge Askese und auch durch Opferrituale unter Kontrolle zu bringen sind, um im unbewegten Geist ruhend die eigene Wesensnatur erfahren zu können.

Die lebenslange Praxis der Askese, die man Meditation nannte, war nur wenigen Menschen möglich. Kontrolle und Unterdrückung der schöpferischen Lebenskräfte führen immer zur Absonderung und bewirken vorrangig zunächst nur eine Fähigkeit zur Disziplin und Bündelung mentaler Eigenschaften auf Kosten der selbstlosen Einfühlung durch die Verbundenheit von Herz und Kopf im Prozess der Selbstfindung. Dennoch waren diese Anfänge ein bedeutsamer Schritt zur Erkenntnis, dass der Mensch zur Überwindung der Unruhe des begrenzten Denkens und der Leid schaffenden Emotionen fähig ist.

In der damaligen Zeit allerdings mit fragwürdigen Methoden der Lebensführung und der spirituellen Praxis.

Die Bewusstseins- und die Hirnforschung unserer Zeit bestätigt nicht nur die Fähigkeit des menschlichen Gehirns zur Erfahrung „höherer Zustände“ (Ken Wilber), sondern darüber hinausgehend auch die Tatsache, dass sich das in uns angelegte Bewusstseinspotenzial durch integrative Meditationsübungen signifikant entfalten und ausdehnen kann.

Integration statt Reduktion

Integrativ bedeutet in diesem Zusammenhang, dass die nachhaltig auf alle Lebensbereiche wirkende Übungspraxis alle äußeren und inneren Wahrnehmungsebenen (Körper, Atem, Sinne, Gefühle, Gedanken) bewusst als interagierende Energien des Ganzen einbezieht. Dieses dynamische Geschehen ist die Voraussetzung für eine tiefe Erfahrung, die nicht aus dem Denken und nicht durch Askese ans Licht kommt.

Reduktion in diesem Zusammenhang tötet alle lebendigen Möglichkeiten ab, durch die wir uns als Mensch in jedem Augenblick verwirklichen können und darüber hinaus unser ursprüngliches, immerwährendes Sein als Hintergrund erfahren werden. Durch integrativ wirkende Übungen und durch die Weisheit der „spürenden Achtsamkeit" lassen wir das uns geschenkte Leben lebendiger werden. Nicht im Sinne von ununterbrochener äußerer Aktivität, sondern im Sinne von Überwindung begrenzender, bewertender und dadurch einschränkender Denk- und Verhaltensmustert. Die echte Lebendigkeit, die Freiheit und die grenzenlose Energie- und Bewusstseinskraft, die von innen nach außen wirksam wird, ist das wahre Leben

Auf dieser Stufe des Bewusstwerdungsprozesses kommen die Bedeutung des Körpers und seine Lebensenergie, deren Medium der *Atem* ist, ins Spiel. *Ein Körper ist die energetische Unterstützung der verschiedenen Zustände und Ebenen des Geistes,* heißt es bei Ken Wilber.

Schon in den asketischen Zeiten der frühen spirituellen Weisheitslehren erkannte man natürlich, dass im Zustand der durch Kontrolle erzwungenen Bewusstseinsstille auch der Atem und die innerkörperlichen Bewegungen ruhig wurden. Man nannte das Zügelung des Alltagsgeistes unter das Joch (*yuj*) des Geistes und bezeichnete den auf diese Weise entstandenen Zustand der Bewusstseinsvereinheitlichung als „Yoga" (Einung). Dieser Ansatz konnte jedoch keine nachhaltige Wirkung auf die Gesamtverfassung des Menschen und auf eine allumfassende Transformation haben.

Unterdrückte Energie ist wie eine Zeitbombe, die bei entsprechenden Situationen explodiert. Der Drang, die Begierde, die

Sehnsucht nach bisher unterdrückten Kräften und Dingen des äußeren Lebens werden dann beherrschend und schaffen auf Dauer Leid durch Anhaftung.

Energie muss in allen inneren Lebensräumen ungehindert und uneingeschränkt fließen können. Auch die durch Übung entstandene Stille des psychischen und des mentalen Geistes (*nirodha*) zeigt sich als ein *dynamischer* Zustand, der jeden Augenblick für Bewusstwerdung und für Veränderungsimpulse bereit ist.

Bewegen und verweilen sind genau so wie ausdehnen und zusammenziehen und wie einatmen und ausatmen natürliche, jeweils miteinander wirkende Lebensrhythmen. Der Begriff „Yoga" wurde dann im Laufe der Zeit als Definition einer integrativ wirkenden Körper-Atem-Geist-Praxis verstanden und gleichermaßen auch als Zustand der durch die Praxis möglichen Einheitserfahrung.

Die Einheit von Energie und Bewusstsein

Die Erkenntnis, dass die Einheitserfahrung durch Bewusstseinsstille (*samadhi*) eine Beziehung zum Zustand der Lebensenergie (*Prana*) hat, finden wir schon früh in Kernaussagen der Upanishaden. Zwei wichtige Lehrsätze seien daraus zitiert. Der erste lautet:

Aham Brahman Asmi (ich bin Brahman bzw. ich bin das absolute Bewusstsein"

(Brhadaranyaka Up.) Das beschreibt zunächst die Meditationserfahrung der immerwährenden und ungeteilten Einheit von Mensch und absolutem Bewusstsein.

Im nachfolgenden Lehrsatz wird diese Einheitserfahrung differenziert. Es erscheint der für die Transzendenzerfahrung wichtige Begriff *atma* als das Innerste, als das unsterbliche, formlose höhere Selbst des Menschen:

Ayam Atma Brahma (dieses Selbst ist das Absolute) (Mandukya Up).

Man kann diese Erfahrung revolutionär nennen, denn sie ist der Samen für die über Jahrtausende bis heute fortschreitende Bewusstseinsevolution. Es ist trotz mancher Unterschiede die Kernerfahrung aller Mystik des östlichen und des westlichen Kulturraumes in allen Traditionen und zu allen Zeiten. Es ist die Quelle der mystischen Spur durch die Jahrtausende.

Mit *Atma* oder auch *Atman* öffnet sich der Zugang zur Weisheit des immerwährenden Lebens. Es öffnet sich das schrankenlose Tor zum Verstehen des Lebenswindes *Prana*.

Der Lebenswind

Atman leitet sich etymologisch aus der Sanskritsilbe „an" ab. Das bedeutet atmen und folgerichtig leben. Zugleich ist *Atman*, wie schon beschrieben, Ausdruck des absoluten Bewusstseins als Mensch in seinem unvergänglichen, noch unbewegten Zustand reinen Seins.

Unser deutsches Wort „Atem" wird auch auf *Atman* zurückgeführt.

Dieses absolute reine Bewusstsein des *Atman-Brahman* verwirklicht also die in ihm noch ruhenden Potenzialitäten durch das Wirken seiner schöpferischen Kraft *prana*. Dies geschieht auf unterschiedliche Art und Weise im Menschen und in der Welt. Es wird auch manchmal darauf hingewiesen, dass im Begriff *prana* die Silben *pra* (füllend) und „*an*" (atmen, leben) auf die Bedeutung der alles miteinander verbindenden, alles mit Leben und Bewusstsein erfüllenden Energie hindeuten.

Prana wirkt im Kosmos unter dem Aspekt des alle Formen durchdringenden, Leben spendenen Windes bzw. der Luft (*vayu, vata*). Im Körper aller Lebewesen wird die Luft zum Atem als Träger der verschiedenen Lebensfunktionen. Im menschlichen Körper ist die spirituelle Dimension des Atems als Medium für die feinstoffliche Balance der Lebenskräfte und gleichermaßen auch für den Zustand des Bewusstseins von höchster und entscheidender Bedeutung.

Der Atem wird dann als *Prana* definiert und als „Lebenswind" (*prana-vayu*) in verschiedenen Funktionen jeweils unterschiedlichen Körperräumen zugeordnet:

prana-vayu, Funktion der Einatmung, Stärkung der Lebenskraft: Brustraum;
apana-vayu, Funktion der Ausatmung, Verwandlung, Ausscheidung, Unterbauch;
samana vayu, Balance der Lebenskräfte, Nabelregion;
udana-vayu, Energie des sprachlichen Ausdrucks, Kehlraum;
vyana-vayu, Verteilung der geklärten Lebensenergie vom Herzraum ausgehend.

Luft/Wind und Atem werden oft als Synonyme verwendet. Das hängt meistens davon ab, ob man die kosmische Dimension oder mehr die individuell menschliche Dimension meint. Beide Begriffe sind gekennzeichnet durch das Zusammenspiel von

Ausdehnung und Zusammenziehen, von Bewegung und Ruhe, von Schwingung, Vibration und Rhythmus.

Luft/Wind und Atem berühren alles, dem sie begegnen. Sie vermitteln dadurch subtile Informationen, durch die wirkungsvolle Beziehungen in den inneren und äußeren Lebensräumen entstehen.

Es wird angenommen, dass diese Erfahrungen auch die Grundlage für Ayurveda, die indische Medizin, „das Wissen vom Leben", ist.

Trotz der religiös begründeten Askese und ihren Auswirkungen auf spirituelle Erkenntnisse der frühen Zeit setzten sich nach und nach auch Erfahrungen durch, die auf die Bedeutung der bewussten Atemregulierung hinweisen.

Man erkannte die *Beziehung zwischen der inneren Wirklichkeit und der äußeren Realität*, sowohl durch die gespürte äußere Berührung von Wind oder Luft (*vayu, vata*) als auch durch die innere Berührung des Lebensatems (*prana*).Gleichzeitig spürte man, dass beides untrennbar als Leben zusammengehört und durch feinste, bewusste Regulierungen auf die Innenwelt einwirken kann. Diese Erkenntnis ist fortschreitend bis heute von großer Bedeutung.

Die frühen Übungswege mit dem Atem

Schon etwa im 5. Jh. v. Chr. findet man in der *Shvetashvatara Upanishad* erstmals die Anweisung, dass ein praktischer Übungsweg mit dem Atem neben Askese und Opferriten zur Transformation nötig sei. Die Kriterien für eine systematische Einbeziehung des Atems in die spirituelle Praxis waren: *Rück-*

zug an einen sauberen Ort, richtiges Sitzen, Atemregulierung, Meditation (Wolz-Gottwald, Yoga-Philosophie-Atlas). Es ist der älteste, schriftlich in Kurzform dokumentierte Übungsweg zur Persönlichkeitsentwicklung. Er wurde als *Yoga* bezeichnet.

Die Bedingungen waren:

- Rückzug an einen geeigneten stillen Ort;
- die für die Wirkung notwendige Körperhaltung (im Urtext: „den Körper dreifach aufgerichtet", unterer Rücken, oberer Rücken, Nacken/Kopf);
- Der normale Atem muss reguliert werden (im Urtext wird sogar darauf hingewiesen, den Atem durch die Nase zu regulieren);
- meditieren, indem man die Gedanken und die sinnliche Wahrnehmung innen im Raum des Herzens (*hrdaya*) fokussiert und eins werden lässt. Gemeint ist damit die Ausrichtung auf den innersten, unvergänglichen, formlosen Wesenskern (*Atman*/Brahman) im „Lotos des Herzens". Dieser Raum der Transformation wird auch als „Brahmaburg" oder „Brahmaschloss" bezeichnet.

Der Hinweis auf das spirituelle Herz durchzieht alle Weisheitslehren und zeigt die schon in dieser frühen verkürzten Form *empfundene* (!) Bedeutung der Kohärenz (des Miteinanderschwingens) von Kopf und Herz für die Bewusstseinsevolution des Menschen.

Neben den Wirkungen auf den Alltagsgeist werden sogar schon Wirkungen auf die Gesundheit des Körpers und auf die gesamte Ausstrahlung eines meditierenden Menschen beschrieben.

Sie können uns helfen, Ihre Wünsche und Anregungen künftig noch besser zu berücksichtigen. Dazu beantworten Sie uns bitte folgende Fragen. Als kleines Dankeschön verlosen wir unter allen Einsendern viermal im Jahr ein Buchpaket mit 10 frei auswählbaren Büchern.

Diese Karte habe ich dem Buch entnommen:

____

Ich bin auf dieses Buch aufmerksam geworden durch:

❍ Prospekt ______________________________

❍ Anzeige in _____________________________

❍ Buchbesprechung in ______________________

❍ Empfehlung von Freunden/Bekannten/Kollegen

❍ Homepage des Verlags ____________________

❍ Internet allgemein _______________________

❍ Buchhandlung __________________________

❍ Ich habe das Buch geschenkt bekommen

Wie hat Ihnen das Buch gefallen?

❍ mittelmäßig ❍ gar nicht

Mich interessieren aus dem Programm besonders:

❍ Topos Premium

❍ Geschenk

❍ Lebenswissen – Lebenssinn

❍ Spiritualität

❍ Sachbuch

❍ Biografien

❍ ______________________________________

Zu diesem Thema sollte Topos Taschenbücher ein Buch in sein Programm aufnehmen:

____

____

Weitere Anmerkungen:

Die „Tantrische Revolution“

Erst zirka tausend Jahre später (ab 500 n. Chr.) wird durch die sogenannte „Tantrische Revolution“ die entscheidende Bedeutung der elementaren Hinweise der Shvetashvatara und anderer Upanishaden erkannt. Aussagen über die Körperhaltung und den Atem werden integriert und in der Folgezeit umfassend erweitert. Man spricht nun von der *Tantrischen Synthese* durch ein ganz neues Welt- und Menschenbild.

Natürlich gab es zwischenzeitlich sehr bedeutsame Entwicklungsschritte, die diesen Prozess gefördert haben. Hervorzuheben ist insbesondere das *Yogasutra* von Patanjali als eine aus heutiger Sicht konfessionell unabhängige, zeitlos gültige und differenzierte Lehre vom menschlichen Geist. Außerdem weist es erstmals auf einen weitgehend ganzheitlich angelegten Übungsweg hin. Sowohl eine individuelle Persönlichkeitsentwicklung als auch eine von Empathie geprägte Weltbeziehung können sich dabei schrittweise entwickeln.

Die Entstehungszeit dieses Textes, des sogenannten „klassischen Yoga“, wird etwa zwischen dem 2. Jh. v. Chr. und dem 2. Jh. n. Chr. angenommen. Sein Inhalt ist sensationell. Vier Aspekte möchte ich hervorheben:

- Die Bedeutung der Empfindungsebene;
- die Regulierung des Atems als Voraussetzung für die Geistesruhe;
- die daraus entstehende Fähigkeit, in jeder Lebenssituation klar, wertneutral und sozialverträglich handeln zu können;
- die Befreiung (*kaivalya*) von der Leid verursachenden Bindung an Gedanken, Emotionen und materielle Dinge.

Die noch vagen Hinweise der Shvetashvatara Upanishad auf die notwendige Atemregulierung und ihre Wirkungen werden im *Yogasutra* sehr differenziert beschrieben und als unverzichtbar für die uneingeschränkte Erfahrung auf der unvergänglichen Seinsebene angesehen. Unverzichtbar also nicht nur für die gegenwärtige Lebensqualität des Alltags, sondern weit darüber hinausgehend für die Transzendenzerfahrung jenseits des Denkens.

Obwohl das *Yogasutra* im Rahmen der indischen Weisheitslehren entstanden ist, auch einige Hinweise auf Begriffe aus den Veden/Upanishaden, der Samkhya-Philosophie und dem Buddhismus enthält, bestätigt sich dennoch gerade in der heutigen Zeit seine kulturübergreifende, transkonfessionelle Bedeutung.

In sehr kurzen, aber in der Essenz aussagekräftigen Sutren wird ein meditativer Lebensweg aufgezeigt, der für alle Menschen praktikabel sein kann, wenn die Übungsinhalte der Situation des übenden Menschen jeweils angepasst werden. Es ist gut, dass im Yogasutra noch keine konkreten, verbindlichen Übungsinhalte für den Umgang mit dem Körper und mit dem Atem vorgegeben werden. Es geht vorrangig um die innerlich wirkende *Qualität des einfühlsamen Übens* in einer meditativen Grundhaltung, die zur Veränderung führen wird.

Die skizzierten Schritte greifen wie Glieder einer Kette (*anga*) ineinander und wirken dadurch aufeinander. Für mich ist das ein Hinweis auf die Bedeutung der lebenslangen „spürenden Achtsamkeit", in jedem Augenblick der Übung und im Alltag. „Spürende Achtsamkeit" ist eine fokussierte Empfindung und keine Denksportaufgabe!

Was ist nun das „Revolutionäre" der tantrischen Synthese ab dem 5/6. Jh. n. Chr.? Die Essenz der Erfahrungen vorausgegangener Weisheitslehren wird integriert, durch neue innere Erkenntnisse erweitert (transformiert) und überschritten (transzendiert). Eine atemberaubende, in die Zukunft weisende Entwicklung!

Der Mensch muss sich nicht mehr kasteien, um innere Erfahrungen zu machen. Der Körper mit seinen vielfältigen Erfahrungen über die Sinne, die Gefühle und das Denken ist kein Hindernis mehr – er ist der entscheidende Raum, der Ort, ja sogar der heilige Tempel für die Vollendung durch den spirituellen Weg. Die ganze Welt, der Makrokosmus und der Mikrokosmos sind gemeinsam die Stätte der Erfahrung. Die Energie (*prana*, Atem) und das Bewusstsein (die Informationen) des Makrokosmos werden analog als Entsprechung der Prozesse im Mikrokosmos Mensch erlebt. Erinnern Sie sich an das Beispiel von *vayu* (Wind, makrokosmisch) und *prana* (Atem, mikrokosmisch in einem Lebewesen)? Beides ist eins im Begriff „Lebenswind" und wirkt innen wie außen.

Revolutionär war auch, dass die bisher verpönte und unterdrückte Sexualität sowie die Abwertung der Frau beendet wurden. Nicht nur das. Als starke Lebenskräfte wurden sie aufgewertet und in den Wandlungsprozess zur Ganzheit integriert. Die weibliche, Leben hervorbringende und Leben erhaltende Energie der Frau wird als *sakti* (*Kraft*) verehrt, im Hinduismus sogar auch als göttlich personifiziert und als Göttin angebetet. In dieser Konfession ist das auch zu erklären und verständlich. Aus heutiger Sicht gilt es jedoch, das zu erkennen, was als bahnbrechende, in die Zukunft der Menschheit weisende Botschaft mit der tantrischen Lehre ans Licht kommt: *Mit allen Sinnen verantwortlich leben ist das Neue, das bisher Unvorstellbare!*

Die durch entsprechende Übungen und Verhaltensweisen neue Welterfahrung und Weltbeziehung erweitert das Bewusstsein und schafft Bedingungen für bisher verborgene Möglichkeiten. Balance, Integration und die Verantwortungsethik, die Prinzipien vergangener Zeiten, müssen aber gerade auch jetzt Grundlage und Ziel für die befreiten Sinne, das Fühlen, Denken und das entsprechende Handeln sein und bleiben.

Der Begriff „Tantra" für dieses neue Bewusstsein wird abgeleitet von der Sanskritsilbe *tan* = weben, vernetzen. Als Substantiv heißt es Gewebe, Zusammenhang, Kontinuum, System.

In diesem Zusammenhang fallen mir sofort die Begriffe „Vernetzung", „vernetzt sein in einem energetischen Bewusstseinsfeld", ein, die als Erkenntnisse der modernen Naturwissenschaften, besonders der Quantenphysik, der Feldtheorie und der daraus abgeleiteten Schlussfolgerungen der Neurowissenschaften unstrittig sind. Es fallen mir aber auch die vielfältigen, durch Meditation bestätigten Aussagen ein. Der Buddhismus, der hinduistische Tantrismus, Yoga und andere östliche und manche westliche Traditionen gehen von der Verbundenheit aller Erscheinungsformen in gegenseitiger Abhängigkeit polar wirkender Energien aus.

Die tantrische Bewegung entstand in den nordwestlichen (Industal) und den nordöstlichen Randgebieten Indiens (Himalaya). Sie ist eine religiös-philosophische Gegenbewegung zu fast allen bestehenden Dogmen der damaligen Zeit. Wie schon erwähnt, hat sie diese nicht abgewertet, sondern zur Synthese gebracht. Durch die Hinwendung zur Welt und durch die Akzeptanz der Körper-Atem-Geist-Einheit des Menschen wurde eine Weiterentwicklung möglich. Zwei Sichtweisen prägen die neue Lehre:

1. Anerkennung der grundsätzlichen, schon immer bestehenden Einheit des absoluten, göttlichen Seins mit der Welt der Erscheinungen (*a-dvaita*).
2. Das Modell des Kosmos: Makrokosmos und Mikrokosmos spiegeln einander wider und wirken in einem dynamischen Prozess gegenseitig aufeinander.

Etwa im 12. Jh. n Chr. entstand ein Körper-Übungsweg (*kaya-sadhana*), der *Hatha-Yoga* (Polarität von *ha* = Sonne, *tha* = Mond.), und im 14./15. Jh. n. Chr. erschien als erster Grundlagentext zur Praxis die „*Hatha-Yoga-Pradipika*".

Fazit: Die Wirklichkeit ist unteilbar und immerwährend *eins* mit dem absoluten Sein, das als Urquelle erfahren wird. Dieser reine Geist ist der transzendente Urgrund, immerwährend, immer gegenwärtig und allumfassend. *Er* bzw. *es* manifestiert sich durch seine wirkende Kraft (*prana-sakti*) auf vielfältige Art und Weise als dynamische Polarität. Kosmos, Welt, Leben entstehen.

Die Bipolarität des Menschen

Jede Form, so auch die Körper der Lebewesen, ja selbst die subtilsten Wahrnehmungsformen wie der Atem, die Gefühle und die Gedanken sind existenziell „bipolar".

Wir Menschen haben zwei Seinsebenen, wie die zwei Seiten einer Medaille. Die erste ist die bleibende Ursprungswirklichkeit, die auch während unserer gesamten Körperlebenszeit als Hintergrundfeld gegenwärtig ist. Die zweite, äußere Seinsebene ist die durch energetische Prozesse entstandene Individualität. Innerhalb dieser Existenz wirkt das Leben ebenfalls „bipolar“. Es verändert sich in jedem Augenblick des Daseins, und letztendlich vergeht die Form. Das aber, was wir zutiefst sind, bleibt von der Vergänglichkeit unberührt.

Aus heutiger Sicht können wir unabhängig von den religiösen Zuordnungen der Vergangenheit die dem Tantrismus zugrunde liegenden Kernerfahrungen wie folgt bestätigen:

- Der Mensch ist eine zusammenwirkende Einheit von Energie und Bewusstsein.
- Energie und Bewusstsein wirken als lebendige Materie.
- Das alle inneren und äußeren Räume des Kosmos verbindende und integrierende Medium ist die von Bewusstsein durchdrungene Lebensenergie *prana*.
- Im Menschen bewegen sich Energie und Bewusstsein auf unterschiedliche Art und Weise als *Atem*.

Bewegt sich der Atem im Körper aber nur im Überlebensmodus, so garantiert er, je nach den körperlichen Bedingungen, mehr oder weniger das Leben. Überlebensmodus heißt in den meisten Fällen „auf Sparflamme“ leben. Erkennen wir jedoch durch bewusstes Atmen das ungeheuere, alle Daseinsebenen durchflutende Potenzial der Lebensenergie (*prana*), dann erfahren wir auch die Grenzenlosigkeit des Lebens als Vielfalt in der Einheit des Seins.

Was ist „Polarität“? Wie erleben wir „Polarität“ in uns (Mikrokosmos) und im gesamten Universum (Makrokosmos)? Unter *Polarität* versteht man zwei Aspekte, zwei Seinsweisen, zwei energetische Erscheinungsformen, die gleichwertig aufeinander bezogen sind und in einem „komplementären Verhältnis“

(Wikipedia) zueinander stehen. Sie bedingen einander, wirken wechselseitig aufeinander durch die Kraft von Anziehung und Abstoßung, die sie ununterbrochen zur Einheit oder Verschmelzung drängt. Die polar angelegten Wirkkräfte sind immer ergänzungsbedürftig! Im Gegensatz dazu versteht man unter *Dualität* immer zwei Aspekte, zwei Erscheinungsformen, die sich unvereinbar gegenüber stehen. Das wird oft miteinander verwechselt.

Alles Leben ist in seiner Vielfalt ein polarer Prozess. Wir *erleben* die Welt in uns und um uns herum als ein ständiges Wechselspiel voneinander abhängiger Kräfte. Dabei ist der Zustand des energetischen Fließgleichgewichtes bzw. der Balance lebensnotwendig. Die notwendige Balance ist immer auch ein energetischer Zustand des gegenwärtigen Augenblicks (Jetzt) und deshalb instabil. Von Augenblick zu Augenblick ist diese Balance durch „spürende Achtsamkeit" und den dann notwendigen Handlungsimpulsen aufs Neue zu gewährleisten.

Nur so können die Energien in den situativ angemessenen Proportionen zusammenwirken.

Dadurch entsteht ein sehr subtiles, leicht beeinflussbares energetisches Netz. Jeder, jede von uns ist wie eine Masche in diesem pulsierenden Netz des Lebens zu verstehen und an dem Gesamtprozess beteiligt „Wir sind Teilhabende" (Hans-Peter Dürr) und niemals vom Ganzen getrennt. Das Gefühl des Getrenntseins ist lediglich ein abgespaltener Gedanke in unserem Gehirn und kann verändert werden. Die Leben spendende und Leben erhaltende Polarität ist der *Atem*.

In dem Augenblick, wenn die Luft (*vayu*) aus dem uns umgebenden Raum als Lebenswind durch die Nasenöffnungen in den Körper eindringt, wird sie zum Atem. Als Erstes berührt sie dann als *Einatem* das Innere der Nasenflügel, das man sehr fein fühlen kann. *In diesem Augenblick der Erfahrung entsteht eine Beziehung.*

Im weiteren Verlauf des Einatmens berührt der Lebenswind mithilfe der Atemmuskulatur alle inneren Atemräume, von denen dann *Berührung und Beziehung* in allen Organen und Funktionsebenen bis in die Zellen geschieht. In der Einatmung sind schon der Impuls und die Notwendigkeit zur folgenden Ausatmung angelegt. Die Ausatmung verlässt den Körper durch die gleichen Öffnungen, durch die zuvor die Einatmung eingeströmt war.

Nur das Zusammenwirken beider Phasen garantiert Leben, Veränderung, Bewusstsein, Heilung. Auf die besonderen Aspekte der Wirkung dieser Grundpolarität Atem werde ich später noch eingehen.

Es gibt natürlich auch die Möglichkeit, dass die Luft als Atem durch den Mund in den Körper ein- und ausfließt. Korrekterweise möchte ich das erwähnen; manchmal geht es auch nicht anders. Dennoch ist darauf hinzuweisen und daran zu erinnern, dass die Führung des Atems durch die Nase für alle Körper, Psyche und Geist heilenden Wirkungen sehr wichtig ist. (siehe Shvetashvatara Up und auch z. B. die Texte des Tantrismus).

Spätere Traditionen sowie die östlichen und westlichen Therapiesysteme (vorrangig Ayurveda, TCM (traditionelle chinesische Medizin), westliche Atemtherapien) haben den gleichen Ansatz.

Eine weitere uns bekannte polar wirkende Erscheinung ist: *Frau – Mann:* Auch die weiblichen und männlichen Fähigkeiten eines jeden Menschen, egal ob Mann oder Frau. Siehe hierzu auch die Ansätze der Psychologie und der Psychoanalyse. Täglich erleben wir zudem das Zusammenwirken der Polaritäten *Tag – Nacht, rechts – links, oben – unten, hinten – vorne, Aktivität – Ruhe, Werden – Vergehen, etwas aufnehmen – etwas ausscheiden, Hitze – Kälte, nass – trocken, Freude – Leid*, usw.

Ein Weg für alle?

Die Beziehungen zwischen Vedanta, Upanishaden, Yogasutra, Tantrismus, Buddhismus und Christentum sind vielfältig. Es gibt Gemeinsamkeiten, aber noch mehr unterscheidende Aspekte und Wege. Deshalb möchte ich mich im Kontext dieses Buches auf die eine sehr wichtige und gültige Basisbeziehung beschränken, die unstrittig ist. Es geht um die Bedeutung des *bewussten* Atems für die Bewusstseinsevolution der Menschheit. Aus den genannten Traditionen sind einige wichtige und nachhaltige Impulse schriftlich überliefert. Ob sie zu ihrer Zeit überhaupt eine Breitenwirkung hatten bzw. heute noch haben, ist fraglich.

Aufgrund der ausschließlich asketischen Strukturen der bekannten Übungswege vergangener Zeiten (vor der „tantrischen Synthese“) gingen wahrscheinlich nur wenige Menschen einen derart strengen spirituellen Weg. Heute können wir feststellen: Es waren Mönchsgemeinschaften oder Einsiedler.

Auf jeder Stufe der Weiterentwicklung menschlichen Bewusstseins bis heute und wahrscheinlich auch in Zukunft sind es immer einzelne Menschen oder kleinere Gruppen, die durch ihre Erfahrungen als Vorreiter anzusehen sind. Die Masse der Menschen einer Epoche braucht in jeder Beziehung mehr Zeit.

Einerseits geht es für sie ums Überleben im Alltag. Dieser Absicherung mussten und müssen die Menschen früher wie heute die meiste Zeit ihres Lebens widmen. Immer schon waren es entweder Privilegierte, finanziell Unabhängige oder einzelne, bedürfnislose Asketen, die ihre Lebenszeit der spirituellen Entwicklung widmen konnten. Andererseits gab und gibt es immer Menschen, deren intellektuelle, intuitive und emotionale Fähigkeiten von der Anlage her so ausgeprägt waren und sind, dass positive Veränderungen weniger Zeit brauchen.

Zeit ist gerade auch heute ein entscheidendes Thema, ja ein Problem, wenn es um die ganzheitliche Selbstverwirklichung und nicht nur um egozentrische „Selbstoptimierung" geht. Längere Rückzugsmöglichkeiten zur Stressbewältigung und Selbstfindung sind für die meisten Menschen unmöglich. Erst wenn ein Mensch nicht mehr kann und krank ist, werden Behandlungen und Kuren genehmigt. So weit darf und müsste es in vielen Fällen nicht kommen. Die Potenziale zur Veränderung können kultiviert werden. Aufgrund von bestätigten Forschungsergebnissen und individuell anwendbaren Übungsansätzen gibt es heute eine Vielzahl von Möglichkeiten, die jeden Menschen auf seinem Weg nach innen und außen unterstützen können. Im Mittelpunkt aller Bemühungen um ein neues, offenes, mitfühlendes Bewusstsein steht nicht nur der zeitweise oder ständige Rückzug, sondern vor allem der *Alltag als Übung*.

Erkenntnisse aus der Bhagavadgita

Innerhalb der indischen Weisheitslehren weist die hinduistische Lehre der *Bhagavadgita* (Gesang des Erhabenen) deutlich darauf hin, dass der ausschließliche Rückzug nach innen zur Weltflucht und zur Weltverneinung führt. Die *Bhagavadgita* hat wahrscheinlich eine sehr lange Entstehungszeit von bis zu sechs Jahrhunderten. Ihre endgültige Fassung lag ca. um das 2. Jh. n. Chr. vor (E. Wolz-Gottwald). In dieser langen Zeit konnten viele unterschiedliche Erfahrungen integriert werden. Weisheiten unterschiedlicher Traditionen flossen bereichernd ein, so auch einige des „klassisch-philosophischen Yoga“, des *Yogasutra*. Beide Texte sind etwa zur gleichen Zeit entstanden.

Wenn auch der Text als „Bibel der Hindus“ konfessionell-religiös einzuordnen ist, so gibt es, unabhängig von diesem Weltbild, wichtige Hinweise auf ein sich veränderndes Menschenbild durch die Integration allgemein gültiger Aspekte des Yoga in Übung und Alltag. Die daraus abzuleitende, auch heute akzeptable Kernaussage ist: *Der Mensch muss lebenslang handeln in der Welt*. Er muss ganz Mensch sein mit allen Wahrnehmungs- und Handlungsmöglichkeiten, die ihm gegeben sind. Nicht die Welt, nicht die Fähigkeiten und die Aktivitäten sind schlecht, sondern die Anhaftung, die Bindung an die Welt und ihre Erscheinungen. Der Mensch wird dann von den fordernden Sinnesreizen, den überwältigenden Emotionen und den konditionierten Gedanken beherrscht. Psychisches, mentales und körperliches Leiden sind die Folge. Der Mensch wird unfrei und im ganzheitlichen Sinne handlungsunfähig. Aus dieser Erkenntnis hätte eine revolutionäre Bewegung entstehen können. Aber der teilweise hinduistisch-religiöse Kontext der *Bhagavadgita* ließ das nicht zu.

Energie und Bewusstsein sind aber grenzenlos und fließen unaufhaltsam, Zeit spielt dabei keine Rolle. Wenn wir den Zustand und die Entwicklungen der Menschheit verstehen wollen, dann ist die Spurensuche in vergangenen Epochen auf jeden Fall äußerst wertvoll.

Die eigene Lebensaufgabe (svadharma)

Wir sprechen aus gutem Grunde viel von Selbstfindung und individuellen Lebensaufgaben. Schon in der *Bhagavadgita* gibt es dazu einen richtungweisenden Begriff, der *svadharma*, wenn auch teilweise mit fragwürdiger Begründung. Sinngemäß bedeutet *svadharma:* „Erkenne deine eigene Lebensaufgabe und folge ihr."

Als universell gültige Kernaussage ist das zu jeder Zeit, gerade auch heute, von großer Bedeutung für ein erfülltes Leben, wenn man auf diesem Weg nicht von bestimmten politischen oder religiösen Regeln gegängelt und beherrscht wird.

Im hinduistischen Kontext war es aber die Pflicht eines jeden Menschen, den Regeln des schon zur Zeit des Veda (2. Jahrtausend v. Chr.) eingeführten Kastensystems zu folgen. Die Einteilung der Menschen in niedere und höhere Kasten (Berufe und Aufgaben in der Gesellschaft) wurde als kosmisches Gesetz einer göttlichen Ordnung angesehen. Bei Einhaltung wurde „himmlischer Lohn" versprochen.

Die Regeln der familiären Kaste, in die man hineingeboren wurde, waren verbindlich für das ganze Leben. Leider ist das auch heute noch in manchen indischen Gesellschaften von Bedeutung. Durch die Globalisierung und Digitalisierung wird das Unausweichliche dieser Konditionierung immer mehr aufgebrochen und durchlässig. Auch ist die Bindung an die konfessionellen Regeln des Hinduismus in der modernen Gesellschaft schwächer geworden.

In der langen Entstehungszeit der *Bhagavadgita* von etwa sechshundert Jahren fanden für die damalige Zeit erstaunliche Veränderungsprozesse statt, die ich im Zusammenhang mit dem Bild des „handelnden Menschen" vorher schon als revolutionär bezeichnet habe. Deshalb möchte ich nochmals darauf zurückkommen, weil hier im Laufe der Zeit erstmalig die inneren Erfahrungen differenziert ernst genommen wurden.

Unter dem Begriff *Yoga* als integriertem Bewusstseinszustand der Geistesklarheit wurde der *svadharma* nun *als Maßstab für innere Erfahrung* angesehen: „Es geht um ein Handeln aus der eigenen Mitte, aus dem wahren Selbst. Der Yogi handelt, weil dies die innere Erfahrung des eigenen Gesetzes sagt, weil dies der eigenen Bestimmung, der eigenen Berufung entspricht." (E. Wolz-Gottwald)

Widerspruch zwischen Ideal und Realität

Weise, Mystiker und spirituell Gelehrte hatten die Möglichkeiten der Veränderung erkannt. Die Realität der normalen Menschen sah aber meistens anders aus. Daran hat sich bis heute nicht viel geändert. Die realen psychischen und situativen Bedingungen stehen diesem zutiefst ethischen Verhalten entgegen. Es ist der „normale" Alltagsgeist des Habenwollens, Festhaltens, Wertens und der religiös dogmatischen zähen Prägungen, der Veränderung verhindert. Die Schulung, Stabilisierung und Verwirklichung geistiger Klarheit durch

- altruistisches Handeln, (*karma yoga*);
- intuitive Schulung des Bewusstseins zu inneren Einsichten (*jnana yoga*);
- religiöse Hingabe an höhere Werte als Denken und Wunscherfüllungen, auch Hingabe an Gott (*bhakti yoga*)

waren die drei Verhaltensweisen des „neuen Menschen" in seiner Beziehung zur Welt und zu einem übergeordneten Bewusstsein.

Die Hingabe an Gott hatte in der *Bhagavadgita* die größte Bedeutung und sollte die anderen Wege durchdringen und integrieren. Dabei wurde übersehen, vielleicht auch ganz bewusst gewollt, dass gerade diese Schwerpunktsetzung den Menschen trotz neuer Differenzierung wieder einschränkt. Die individuell passende freie Entfaltung war immer noch nur eingeschränkt möglich und in ein vorgegebenes religiöses Weltbild eingebunden.

Dennoch ist zu würdigen, dass durch die Einbindung des *Yoga* (Integration, Freiheit von den Anhaftungen durch Geistesklarheit und Hingabe an ein höheres Bewusstsein) der Weg in die richtige Richtung führte.

Trotz aller noch bestehenden Einschränkungen wurden der mögliche Bewusstseinszustand sowie alle Übungen, Verhaltensweisen und Methoden, die diesen Zustand entfalten können, mit *Yoga* bezeichnet.

Wie ansatzweise schon in der *Shvetashvatara Upanishad* und differenzierter im *Yogasutra von Patanjali*, so wird auch in der *Bhagavadgita* die Ausrichtung der Aufmerksamkeit auf die Lebensenergie *prana* und ihre Regulierung durch den Atem als systematischer Weg zur Bewusstseinsveränderung angesehen. Für viele Kommentatoren ist die Schulung der Geistesklarheit durch Konzentration und Regulierung des Atemflusses ein wichtiger Aspekt des *JnanaYoga (jnana = inneres Wissen)*. Die Praktizierenden werden aber immer noch Asketen genannt, weil sie sich beim Üben ausschließlich nach innen wenden und das äußere Leben wenig Bedeutung hat. Dennoch sind einige Anweisungen für den Umgang mit dem Atem und der Achtsamkeit auch heute noch sinnvoll und gültig, andere weniger.

Wir müssen uns im Rahmen dieses Buches auf einige zentrale Aussagen aus der *Bhagavadgita* beschränken. Im 5. Kapitel lesen wir:

... sie [die Asketen] haben äußerliche Berührungen ausgesperrt, haben den Blick auf die Mitte zwischen die Augenbrauen gerichtet, sie haben Einatem und Ausatem gleich gemacht, wie sie innen durch die Nase strömen.

Im 6. Kapitel lesen wir

... an einem sauberen Ort soll er sich einen festen Sitz errichten, der nicht zu hoch und nicht zu niedrig ist, mit einem Fell, Tuch oder Gras bedeckt. Er lasse dort auf diesem Sitz sich nieder, richte auf

einen Punkt seine Denkkraft aus; hat er die Tätigkeit des Denkens und der Sinne dadurch gebändigt, soll er sich in Einung einen zur Läuterung seiner selbst. Er halte dabei Körper, Hals und Kopf gerade, unbeweglich, und sei fest. Er blicke auf die Spitze seiner Nase und schaue nicht in alle Richtungen.

Das sind schon konkrete Anweisungen für jede Form von *Pranayama* (Atemregulierung) und die dadurch entstehende einpunktige Sammlung in der Sitzmeditation.

In der *Bhagavadgita* findet sich wie in den *Upanishaden* sehr oft der Begriff *Atman*.

Auch in diesem Kontext ist er Ausdruck für die vitale Energie, für den „göttlichen" Lebensatem, der alles durchdringt, alles ist. Man entdeckt eine Entsprechung zu *prana*. Im theistischen Kontext wird er jedoch als Offenbarung eines personalen Gottes verstanden. In ihm ist alles gegründet, er *durchdringt das ganze Universum, das als Körper Gottes verstanden wird* (BG 9.4; 18.46).

Unabhängig von der jeweiligen kulturellen und religiösen Einbettung der alten Weisheitswege ist es für uns heute von großer Bedeutung, das Wesentliche, für die weitere Bewusstseinsevolution Notwendige, in diesen Tiefenerfahrungen zu erkennen.

Dazu gehört die non-duale Ur-Erfahrung, dass die psycho-mentalen Bewegungen des Geistes immer in Beziehung zum fließenden Atem stehen. Es gehört auch dazu die Erfahrung, dass durch Atemregulierung und Atemachtsamkeit Geistesruhe von ganz alleine möglich wird.

Allerdings ist der Hinweis in der *Bhagavadgita* auf die zu unterlassenden äußeren Berührungen unhaltbar. Der Atem berührt als Lebensfluss den Menschen ununterbrochen von ganz alleine. Äußere und innere Berührung heilt! Wahrscheinlich war der Hinweis in einem gröberen Sinne zu verstehen.

Der Atem im Tantrismus

Durch den Tantrismus verschob sich aber der Schwerpunkt des spirituellen Weges grundlegend. Psychisch-mentale Ruhe und „Gotteserfahrung" als Grundvoraussetzung für die spirituelle Veränderung" standen nicht mehr einzig und alleine im Mittelpunkt. Der tantrische Hatha-Yoga weist auf die große Bedeutung des energetischen Gleichgewichts durch die einfühlsame Klärung und Integration *aller* körperlichen Wahrnehmungsfelder hin.

Es entstand aber keinesfalls ein dogmatisches „entweder – oder", sondern die Ganzheit von „sowohl als auch".

Das ist die *„Tantrische Synthese"*: die Einheit und damit die Gleichwertigkeit von Energie (*prana* / Atem) und Bewusstsein (Bewusstseinsstille / Erfahrung der Quelle). Da unser Gehirn mit allen Funktionen Teil des Körpers ist, war es damals schon eine logische Schlussfolgerung, dass sowohl durch Aufmerksamkeit und Fokussierung als auch durch *Fühlen* der vermeintliche Dualismus von Geist und Körper überwunden werden kann.

Die sich gegenseitig bedingende Verbindung und die psychosomatische Abhängigkeit zwischen Atmen und Denken werden in der *Hatha-Yoga-Pradipika* wie folgt beschrieben:

Wenn der Atem in Bewegung ist, sind es auch die Gedanken. Wenn der Atem ruht, dann ruhen auch sie. Da der Yogi nach Ruhe strebt, so soll der Atem beruhigt werden. (HYP 2.1)

Atemachtsamkeit ist Geistesgegenwärtigkeit – Atemruhe bewirkt Gedankenruhe. Geistesruhe entsteht von ganz alleine durch die Teilhabe am Atemgeschehen. Atem sein durch „spürende Achtsamkeit“ ist ein Empfindungszustand und kein Denksport. Einsicht in die inneren Zusammenhänge des Leben und der Zustand des Eins-Seins mit der Urquelle geschieht durch Ruhe, Stille und im Schweigen. In diesem kostbaren Augenblick scheint unsere Wesensnatur durch alle äußeren Schichten. Das Ewige ist anwesend!

Heute bestätigt die Wissenschaft diese Zusammenhänge ebenso wie auch die authentischen Meditationserfahrungen ganzheitlicher Übungswege.

In allen Weisheitstraditionen wird seit Jahrtausenden auch das Tönen und Rezitieren von Lauten, Worten und längeren religiös-philosophischen Texten in bewusster Atemführung als eine „aktive Klärung“ und Beruhigung von Gedanken und Emotionen praktiziert.

Es ist eine besondere Art und Weise *auszuatmen* und hat die gleiche Wirkung wie der verlangsamte und verlängerte Atem einer besonderen Atemübung

Der Einfluss des Buddhismus

Im Kontext dieses Buches und im Zusammenhang mit den bisher geschilderten „Spuren" in den vedischen, yogischen und hinduistischen Weisheitstraditionen können die Berührungspunkte und Schnittmengen mit der buddhistischen Lehre nur als Impulse und Wegweiser dargestellt werden. Sie sind aber von großer Bedeutung im Hinblick auf die weitere Ausdehnung der Weisheitserfahrungen in den westlichen Traditionen.

Bekanntlich geht die buddhistische Lehre auf die Zeit des historischen Buddha (6. Jh. v. Chr.) zurück. Es gibt verschiedene Hinweise auf eine gegenseitige Beeinflussung. Dabei geht es hauptsächlich um Zustandsbeschreibungen des menschlichen Alltagsgeistes und um Zielvorstellungen für seine mögliche Veränderung. Einige Übungsvorschläge für die Sitz- und Geh-Meditation sind auch heute Bestandteil der christlichen Kontemplation und bei verschiedenen Achtsamkeitsschulungen.

Schon im 6. Jh. v. Chr. gab es in Indien die buddhistische *Yogachara-Schule*, die auf ihre Weise die meditative Übungspraxis des Yoga lehrte. Es ist anzunehmen, dass auch hier die Einbeziehung des Atems als Weg zur Geistesruhe eine große Rolle spielte. Umgekehrt findet man auch im *Yogasutra* verschiedene Hinweise auf buddhistische Einflüsse.

Nach der Überlieferung hat Buddha selbst die Wege aller Weisheitslehren Indiens durchdrungen und zum Teil auch praktiziert. Aber durch die anfangs sehr stark asketischen Ansätze in Philosophie und Religion und die dadurch entstehenden Grenzen für eine lebenstaugliche Selbstverwirklichung hat er eine andere Richtung eingeschlagen und den *mittleren Weg* gelehrt.

Bis zur Jahrtausendwende entstanden nach Buddha in Indien verschiedene buddhistische Richtungen. Erst um 500 n. Chr. wanderte der Mönch *Bodhidharma* nach China aus. Dort begegnete er der chinesischen Lehre des *Taoismus* (Entstehungszeit 4. bis 3. Jh. v. Chr.), der Lehre vom „Welturgrund", der nicht mit dem Verstand, sondern nur in meditativer Versenkung zu erfahren ist.

Durch Bodhidharma und seine Nachfolger entstand die chinesische *Zen-Tradition* als Übungsweg, die sich dann weiter bis nach Japan ausdehnte.

Parallelen zwischen der chinesischen und der indischen Tradition

Ab dem 5. Jh. n. Chr. (Anfänge des Tantrismus) gab es zwischen der chinesischen und der indischen Tradition bemerkenswerte Parallelen. Damals und heute geht es immer um Energie und Bewusstsein.

Das indische Sanskritwort *prana* heißt in China *qui* (*chi* gesprochen), bei der Weiterverbreitung des *Zen* nach Japan spricht man dort von *ki*. Die Bedeutung ist wie bei *prana* vielschichtig:

Qui (chi) ist Atem, Leben, Wind, Energie, Vitalität, Kraft *und* Bewusstsein, sowohl individuell bei jedem Menschen als auch universell im Kosmos.

Prana, qui, ki ist als kosmische Lebensenergie und Bewusstseinskraft immer gegenwärtig.

Über den *Atem* und seine verschiedenen Bedeutungen bleibe ich immerwährend eins mit dem Kosmos (energetisch und spirituell). Es geht auf dem Lebensweg darum, ganzheitliche Bedingungen zu schaffen, damit sich der Raum zu dieser Erfahrung öffnen und in die Welt hineinwirken kann.

In der chinesischen Zen-Tradition gibt es auch heute noch manche Übungen zur Energetisierung, Körperstabilisierung und zur Atemregulierung. Dem liegt, wie im Tantrismus, die Erkenntnis zugrunde, dass der für die Versenkung notwendige *stille Atem* in der Meditation durch achtsame Regulierung vorbereitet werden kann.

Auch die Erkenntnis, dass sich der Atem und alle anderen Lebenskräfte als universelle Polarität (chin. *yin* und *yang*) der höchsten Wirklichkeit (chin. *tao*) manifestieren, ist vergleichbar mit den tantrischen Erfahrungen. Beim Tod endet das polare Geschehen. Individuelle prana/qui verbinden sich dann ungeteilt mit dem kosmischen prana/qui.

In China entwickelt sich darauf basierend die bis heute anerkannte und sehr wirksame traditionelle chinesische Medizin *TCM.*

In der chinesischen und in der indischen Medizin (TCM und Ayurveda) ist die Wirkung der Lebensenergie auf alle Körperfunktionen von besonders großer Bedeutung. Interessanterweise wird *qui* symbolisch den Begriffen „Wind“ und „Reis“ zugeordnet.

Beide repräsentieren bei dieser Zuordnung die entscheidenden Funktionen von Atem und Verdauung für die Gesundheit. Dabei ist die gute Funktion der Milz von großer Bedeutung.

Es wird argumentiert, dass der Mensch isst, trinkt und atmet und dass die Milz daraus Qui und Blut produziert. Beides soll im Körper gleichmäßig und ungehindert fließen.

In der TCM wird auch auf eine Beziehung zwischen der Milz und dem Gehirn hingewiesen. Das ist die spirituelle Dimension des *Qui*.

Es gibt also einige Gemeinsamkeiten zwischen der indischen und der chinesischen Tradition, besonders im Hinblick auf die Bedeutung der Atemqualität für die psychosomatische und die geistige Gesundheit sowie für die spirituelle Entwicklung des Bewusstseins. Die Ausatmung und das ruhige Fließen des Atems (*prana/qui*) sind auch hier von größter Bedeutung.

Ausatmend kann man Altes loslassen, damit Neues entstehen kann.

Im Yoga, in der indischen Medizin (Ayurveda)) und in der chinesischen Medizin (TCM) ist Ausatmen eine Funktion der Ausscheidung und genau so wichtig wie die Reinigung des Bauchraumes durch die Ausscheidungen infolge einer guten Verdauung.

Im Chinesischen spricht man bei der Einbeziehung des Atems in die Übungspraxis von der besonderen Qualität des *Taoistischen Atmens*. Darunter versteht man eine langsame ruhige Atemweise, ohne Atempausen, die meistens in Verbindung mit entsprechenden Körperbewegungen angewandt wird. Am bekanntesten ist in diesem Zusammenhang *Quigong*. Diese Methode wird oft auch als *Atem-Quigong oder Heilquigong* therapeutisch eingesetzt. Der Begriff *Taoistisches Atmen* deutet auf die Hinwendung zur Urwirklichkeit (hier *tao*) hin, durch die man beim Üben die Verschmelzung mit dem unendlichen Seinsgrund erfahren kann. Die Gemeinsamkeiten zwischen der indischen und der chinesischen Tradition sind:

- Atemachtsamkeit in der Meditation und auch im Alltag;
- in manchen Konzepten die Regulierung und die Verlängerung des Atems durch die Integration von Körper- und Atembewegung in einer meditativen inneren Grundhaltung;
- eine gute Körperhaltung beim Atmen und Meditieren;
- oft auch spezielle „Atemtechniken“ für die Gesundheit von Körper, Psyche und Geist;
- ganzheitliche Entfaltung aller im Menschen ruhenden Potenziale.

Spirituelle und/oder therapeutische Übungsimpulse sind Vorbereitungen und können Licht auf dem Weg aus der Dunkelheit des dualistisch gebundenen, Leid verursachenden Ego-Geistes sein.

Das spirituelle Herz (*hrdaya*)

Die Schwingung des Lebens in Form von Atmen, Pulsieren und Fühlen vernetzt heilend alle Lebensbereiche des Menschen miteinander als das *Eine*. Der innere Raum dieser mystischen Einheitserfahrung wird in den Weisheitslehren als spirituelles Herz (*hrdaya*) bezeichnet. Er ist der unsterbliche „Weltinnenraum“, der „Herzenslotos“, das wahre Selbst.

In der Brahma-Burg des Leibes ist eine kleine Lotosblüte, das Herz. In ihm ist ein kleiner Raum, aber er ist so groß wie der Weltenraum und enthält alles, was zwischen Himmel und Erde liegt. Das ist die wahre Brahma-Burg, die mit dem Alter nicht altert und durch Tötung nicht verfällt und das von allem Übel freie Selbst beherbergt. (Chandogya-Upanishad)

Seine Wirkkraft ist die *Liebe*. Ein Mensch, der sein wahres Selbst erfahren hat, lebt und wirkt in der Welt im *Herz-Geist*. Welche Übung mit dem Atem unterstützt den Weg nach innen, wenn sie mit Hingabe und Vertrauen verbunden ist, am meisten?

Mit einem Hinweis, den der indische Weise Sri Krishnamacharya gelehrt haben soll, möchte ich nochmals auf die schon erwähnte Bedeutung des langen Ausatmens zurückkommen.

Nach dem langen Ausatmen erfährt man bei einfühlsamer Aufmerksamkeit eine kleine Pause, die Atemleere. In diesem stillen Zwischenraum vor Beginn der Einatmung berühren wir die dimensionslose Ewigkeit, das non-duale Sein. *Der lange Ausatem ist der Weg zu isvara, die Pause in der Atemleere ist das Ruhen in isvara.*

Isvara, eine Definition für das höchste Bewusstsein, können Sie auch gemäß Ihrer spirituellen Tradition durch ein anderes Wort (Brahman, Gott, göttliches Bewusstsein, das Absolute etc.) ersetzen. Es geht um die Essenz und nicht um Begriffe. Worte können nur eine Annäherung an die Erfahrung sein. Die Erfahrung der Essenz durch Verinnerlichung, unabhängig von Kulturen und Glaubensgemeinschaften (Konfessionen), wird in der westlichen Tradition (etwa seit 5. n. Chr.) als *Mystik* bezeichnet. *Mystik dient ausschließlich als Begriff zur Bezeichnung der spirituellen Wege der westlichen Tradition, wie sie, in Parallele zum Yoga Indiens, in der abendländischen Kultur entwickelt wurden* (E. Wolz-Gottwald).

Der Begriff „Mystik" kommt aus dem Griechischen *myein* (die Augen schließen) und *mystikos* (geheim, verborgen)

Der Einfluss indischer Weisheitserfahrungen (Yoga, Hinduismus, Buddhismus) auf westliche Traditionen entstand wahrscheinlich in den ersten Jahrhunderten n. Chr. durch die Handelswege von Indien über Ägypten, Griechenland bis nach Rom.

Spurensuche in der griechischen und in der jüdisch-christlichen Tradition

Der erste Hinweis auf die existenzielle Bedeutung des Atems als Lebens- und Geisteskraft findet sich in der „Hebräischen Bibel“ (im Christentum „Altes Testament“). Die Entstehungszeit lag zwischen dem 9. und dem 2. Jh. v. Chr. In der *Genesis* (erstes Buch Mose) 2,7 wird der Beginn des Lebens beschrieben, der eng mit dem Schöpfungsglauben verbunden ist: *Gott bildete den Menschen aus Staub und Erdboden und bläst ihm den „Atem des Lebens“ bzw. den „Geist, Atem, Hauch des Lebens“ ein (Genesis 6,17), sodass der Mensch zu einem lebendigen Wesen wird.* Der hebräische Begriff hierfür ist *ruach:*

Ruach ist ein genauso vielschichtiger Begriff wie *prana, atman* und *qui.* Auch *ruach* steht für Atem, Geist und Lebenskraft, auch für Wind und interessanterweise auch für Raum im Sinne von Weitwerden, Erleichtertsein, Aufatmen! Diese Kraft wird also auch als Raum schaffend erfahren. Sie macht lebendig, bewegt etwas und kann aus der Enge in die Weite führen.

Selbst wenn das religiöse Weltbild nun ein anderes ist als in den Upanishaden, im Yoga, Hinduismus und Buddhismus, so kann man bei der Definition von bewusstem Leben erstaunliche Parallelen entdecken. Durch die Berührung mit der griechischen Kultur und Philosophie tritt dann ein weiterer neuer, griechischer Begriff in den Vordergrund: *pneuma.*

Wie *prana, ruach und qui* steht auch *Pneuma* im weitesten Sinne für Atem, Leben und Bewusstsein. In der griechischen Philosophie ist *pneuma* etwas Göttliches, sehr Subtiles, feiner noch als Luft."Es ist der Stoff, um uns mit Intelligenz und dem Bewusstsein des Höheren, Göttlichen, Geistigen auszustatten. *Der Geist ist immer der Moment des Lebens.*"

(Philip van der Eijk)

In dieser Epoche begegnet uns auch der Begriff *sophia*, die Weisheit. Die ersten Jahrhunderte n. Chr. sind Zeiten des Übergangs, Zeiten philosophisch-religiöser Veränderungen. So wird berichtet, dass *sophia* manchmal mit *ruach* und in anderen Zusammenhängen mit *pneuma* in Verbindung gebracht wird. Am Sinn ändert sich dadurch nichts. Immer geht es um Energie, Leben und Bewusstsein!

Das „Neue Testament" entstand ab der zweiten Hälfte des 1. Jh. n. Chr. Es wurde in griechischer Sprache geschrieben. *Pneuma* ist nun der „Heilige Geist", der „den Weg der *Hauchung* (!) aus Gott (Vater) und Gott (Sohn) geht." (Wikipedia) Für den *Heiligen Geist* gibt es in der Bibel verschiedene Symbole, eines davon ist der Wind. Jesus sprach Aramäisch, und so gibt es bis heute Diskussionen um die „richtige" Übersetzung der Lehre Jesu. Der Vollständigkeit halber sei erwähnt, dass sich ca. im 3. Jh. n. Chr., wahrscheinlich durch yogisch-buddhistische und griechische Einflüsse (Aristoteles, Platon), der vorchristliche *Neuplatonismus* (Hauptvertreter war Plotin) entwickelte. Der Neuplatonismus beeinflusste sehr stark das entstehende Christentum und damit sowohl die griechisch-philosophische als auch die christliche Mystik.

Bei der Spurensuche nach den Erfahrungen mit dem bewussten Atem und den unterschiedlichen Definitionen fehlt jetzt noch der lateinische Begriff für die gegenseitige Beziehung von Atem, Atmen und Geist: *spiritus. Spirare* heißt atmen. *Inspiration* ist in diesem Zusammenhang die Einatmung. Inspiration bedeutet aber auch die über das Denken hinausgehende geistige Eingebung. Für den Bewusstwerdungsweg in die Zukunft sind diese Jahrtausende alten universell und transkulturell erfahrenen Weisheitsspuren von entscheidender Bedeutung. Sie sind die interreligiösen, gemeinsamen Kernerfahrungen, die integrativ und positiv verändernd wirken können.

Hinduistisch-muslimische Weisheit in der Erfahrung des Atems

Durch den Mystiker und Dichter *Kabir* (1440–1518) erfahren wir auch eine Berührung hinduistischer und muslimischer Weisheit. Kabir war ein Mystiker, indem er durch seine Einheitserfahrungen die ihm bekannten Konfessionen Hinduismus und Islam durchdrungen und überschritten hat. Damit hat er die dualistischen Grenzen transzendiert und in der allumfassenden Liebe gelebt. Kabir war ein universell Liebender.

O, der du mir dienst, wo suchest du mich?
Siehe ich bin bei dir.
Ich bin weder im Tempel noch in der Moschee,
weder in der Kaaba noch auf dem Kailash.
Weder bin ich in Riten und Zeremonien,
noch in Yoga oder Entsagung.
Wenn du ein wahrhaft Suchender bist,
wirst du mich sogleich sehen,

mir begegnen im gleichen Augenblick.
Kabir sagt: O Sadhu!
Gott ist der Atem
allen Atems.
(Kabir: Im Garten der Gottesliebe)

Die zeitlose Erfahrung der Urwirklichkeit

Von Anfang an keimt in den verschiedenen Systemen östlicher und westlicher Weisheitslehren der Samen der Urquelle allen Bewusstseins.

In heute kaum vorstellbar langer Reifezeit drängt er trotz vieler Widerstände immer wieder ans Licht der Erfahrung des unteilbaren Geistes inmitten der Welt.

Wer in diese Erfahrung gelangt, erfährt sich als Einheit, Verbundenheit und Liebe.

Diese Liebe führt zu Gemeinschaft mit allem und jedem. Sie zeigt sich als Sinn unseres Menschseins. Sie führt zurück zu den Menschen in den Alltag. Sie lässt das Leben neu begreifen und deutet den Sinn unserer kurzen Lebenszeit in diesem zeitlosen Universum.
(Willigis Jäger)

Die Urwirklichkeit ist klar, still und leer von allen Dogmen und Erwartungen. Wir erkennen sie erst als den wahren Grund der Lebensfülle, wenn wir den Weg bereiten, um in den leeren, heilen Raum eintreten zu können.

Die Gewissheit leuchtet auf, dass wir niemals von der Quelle getrennt waren, in keiner Lebenssituation von der Quelle getrennt sind und auch niemals von ihr getrennt sein werden.

Der Mensch ist sowohl ein geordnetes als auch ein offenes System aus sehr komplexen Strukturen, das nur durch ein fein aufeinander abgestimmtes Zusammenspiel von energetischen und geistigen Prozessen und Verhaltensweisen immer wieder von Neuem aufrechterhalten werden kann. Von Augenblick zu Augenblick entsteht in diesem Prozess der Balance das labile Gleichgewicht innerhalb des lebendigen Systems. Das ist das Ziel und das ist die lebenslange Aufgabe, damit der unruhige, zerstreute Alltagsgeist so still und klar wird, dass sein wahres Selbst hindurchscheinen kann.

Alle Übungstraditionen hatten und haben ihre eigenen Vorstellungen von den Mitteln und Methoden zur Verwirklichung des spirituellen Zieles. Dabei widersprechen sie sich häufig, und man muss feststellen: Den einzig wahren Weg, der für alle Menschen der richtige Weg ist, gibt es nicht.

Die ganzheitlichen Ansätze des Tantrismus konnten sich weltweit leider auch nicht durchsetzen, weil selbst hier unterschiedliche Traditionen unterschiedliche Verbindlichkeiten entwickelten, die zu dogmatischen Systemen wurden. Die vielfältigen und vielversprechenden gegenseitigen Einflüsse und Berührungsimpulse in den ersten Jahrhunderten n. Chr. endeten leider in einer starken Gegenbewegung und führten zu einer sehr lange anhaltenden Leibfeindlichkeit, besonders im Buddhismus, dem Christentum und dem Islam. Die Wege der Meditation bekamen dadurch (wie in uralten Zeiten) wieder einen sehr stark asketischen Ansatz. Die das Denken und Konzentrieren überschreitende Einheitserfahrung (Transzendenz) blieb dadurch wieder weitgehend auf klösterliches, zurückgezogenes Leben und Üben beschränkt. Als Ausnahmen könnte man hauptsächlich die traditionellen Therapiesysteme „Ayurveda“ und die „Traditionell Chinesische Medizin TCM“ ansehen. Beide haben sich bis in die Gegenwart durch immer differenziertere Erfahrungen mit der Einheit von Körper, Psyche und Geist weiterentwickelt. Sie sind heute weiterhin ein zeitübergreifender Bestandteil einer ganzheitlichen Therapieform. Natürlich gibt es noch weitere spirituell-therapeutische Ansätze in verschiedenen Regionen der Welt, auf die ich leider nicht näher eingehen kann.

Den durch die wieder erstarkte Leibfeindlichkeit entstandenen Dualismus von Körper und Geist bezeichnete schon Arthur Schopenhauer (1788–1860) als „Weltknoten“. Ken Wilber, der Bewusstseinsforscher unserer Zeit, hat diese Definition aufgegriffen. Er hat festgestellt, dass nur ein *integraler Ansatz* in allen Lebensbereichen dieses enge Bewusstsein überwinden kann. Geschieht das nicht, dann wird eine weitere Entwicklung behindert, schlimmstenfalls unmöglich.

Der Übergang vom Mittelalter zur Neuzeit

Die Wende und damit die Öffnung für weiterführende Einflüsse im Entwicklungsprozess der Menschheit werden im Übergang vom Mittelalter zur Neuzeit gesehen. Ganz konkret durch die Entdeckung neuer Seewege, verstärkte Handelsbeziehungen und intensiven kulturellen Austausch. Durch die in vielen Bereichen fragwürdig verlaufene Kolonisierung des indischen Subkontinents ab dem 18. Jahrhundert begann jedoch auch ein wechselseitiger Austausch zwischen Indien und der abendländischen Kultur. Ende des 18. Jahrhunderts setzte insbesondere in Deutschland die wissenschaftliche Indienforschung ein. Texte der Yoga-Philosophie, wie zum Beispiel die *Bhagavadgita*, erschienen im 19. Jahrhundert in Europa. Berühmt wurde der Ausspruch Wilhelm v. Humboldts, der die *Gita* als das *schönste, ja vielleicht das einzig wahrhaft philosophische Gedicht* bezeichnete. „Der deutsche Philosoph Schopenhauer wurde maßgeblich von den Upanishaden beeinflusst." (E. Wolz-Gottwald)

Es gibt noch viele Beispiele der gegenseitigen Inspiration, die immer geistig-philosophischer Art waren. Ein ganzheitlich wirksamer Ansatz wie der tantrische Hatha-Yoga spielte lange Zeit eine sehr untergeordnete Rolle. Ansätze gab es in den Zwanzigerjahren des 20. Jahrhunderts in den USA. Nach Europa, speziell nach Deutschland, kam er erst nach dem Zweiten Weltkrieg. Von anderen ganzheitlich-spirituellen Übungswegen ist mir leider aus dieser Epoche nichts Wesentliches bekannt. Das bedeutet nicht, dass es solche Wege nicht auch gegeben hat.

Die „Atemachtsamkeit" hat sich aber als wesentlich und unverzichtbar für alle Traditionen der Meditation erwiesen. Wenn sie jedoch nicht auf reines Mentaltraining reduziert werden soll, so ist die Einbeziehung aller Körperwahrnehmungen und ihre Integration zur Ganzheit durch die Fähigkeit des Spürens unverzichtbar.

Gegenwart und Globalisierung

Im Rahmen der fortschreitenden Globalisierung (wie die Kolonialisierung ebenfalls zwiespältig) haben sich nun in der Gegenwart alle Pforten zu möglichen Informationen und Einflüssen geöffnet. Sehr viele Menschen haben heute einen Zugang zu verändernden Übungswegen und Erfahrungen, die eine individuelle Selbstfindung ermöglichen. Höchste Achtsamkeit ist allerdings dabei wichtig, um die „Spreu vom Weizen“ zu trennen.

Unterscheidungsfähigkeit ist nur im Zustand der Geistesklarheit möglich.

Für viele ist die wieder neu entdeckte Spiritualität als „Esoterik“ ein gutes Geschäft. Dagegen profitiert die Forschung der modernen Wissenschaften in hohem Maße von der weltweiten digitalen Vernetzung und allen Möglichkeiten zur Verifizierung der Erfahrungen und Veränderungen im menschlichen System. Die Weisheitsspuren der Vergangenheit werden dadurch weitgehend bestätigt. *Ein neues Bewusstsein der Verbundenheit könnte sich realisieren und den gegenwärtigen Egozentrismus reduzieren.*

Das Hintergrundfeld unserer Körperlebenszeit ist ein unendliches und uneingeschränktes Potenzial von Energie und höherem Bewusstsein. Es liegt an uns, es durch ganzheitliche Erfahrung zu begreifen und zuzulassen, dass es durch uns in der Welt wirken kann.

Die Einheit in der Polarität bei J. W. von Goethe

Wie kaum eine andere Geistesgröße der westlichen Tradition hatte sich Johann Wolfgang v. Goethe (1749–1832) von den östlichen Weisheitslehren inspirieren lassen. Seine Erkenntnisse hat er insbesondere in der „Farbenlehre", den „Maximen und Reflexionen" und im „West-östlichen Divan" verarbeitet. Das Wirken der Einheit in der Polarität und die dabei wichtige Rolle des Atems verdeutlichen die nachfolgenden Texte.

Grundeigenschaft der lebendigen Einheit: sich zu trennen, sich zu vereinen, sich ins Allgemeine zu ergehen, im Besonderen zu verharren, sich zu wandeln, sich zu spezifizieren und, wie das Lebendige unter tausend Bedingungen sich dartun mag, hervorzutreten und zu verschwinden, zu erstarren und zu fließen, sich auszudehnen und zusammenzuziehen. (Maximen und Reflexionen)

Die lebendige Polarität des Atmens zu erfahren lässt die Essenz des Lebens verstehen. Dazu passend Goethes Gedicht aus dem „Westöstlichen Divan":

Im Atemholen sind zweierlei Gnaden;
die Luft einziehen, sich ihrer entladen;
jenes bedrängt, dieses erfrischt;
so wunderbar ist das Leben gemischt.
Du danke Gott, wenn er dich presst,
und dank' ihm, wenn er dich wieder entlässt.

Bewusster Atem

Die Spur des immerwährenden Lebens – Erfahrungen

Spurensuche

Bei der historischen „Spurensuche" nach Definitionen, Zuschreibungen und Theorien in Verbindung mit dem „Lebenswind", unserem Atem, ging es vorrangig um weitgehend bestätigte Fakten. Die Stichworte lauteten: *Wind, Luft, Atem, Leben, Energie und Bewusstsein.*

Sie wurden jeweils gemäß der unterschiedlichen Zeiten und ihren religiös-philosophischen Zuordnungen beschrieben, manchmal waren auch nur bruchstückhafte Hinweise möglich.

Die beschriebene Zeitenfolge erhebt nicht den Anspruch der Vollständigkeit.

Die „Spuren" sollen aufmerksam machen, Interesse wecken im Sinne von „inter esse", bzw. von „interbeing" (teilhabend sein).

Das ist natürlich nur möglich, wenn man sich bewusst darauf einlässt und bei den Beschreibungen vergangener Zeiten spürt: „Das ist ja zeitlos", „das gilt für mich heute ganz genauso, denn das ist das menschliche Leben".

Immerwährendes Leben

Das, was immerwährendes Leben bedeutet, kristallisiert sich aus den vielfältigen, manchmal nur zeitbedingt verständlichen Zustandsbeschreibungen mehr oder weniger klar heraus.

Alle sechs Begriffe sind konkret erfahrbare Phänomene des Universums. Sie sind alle durch *Fließen, Pulsieren, Vibration und Rhythmen* gekennzeichnet. Selbst die Ruhe und das Verweilen in der einen oder anderen Form haben eine in sich dynamische Qualität und sind Teil der lebendigen Polarität: Die Ruhe in der Bewegung und die Bewegung in der Ruhe – und zwar gleichzeitig.

Das *eine* Leben, unser Leben, ist Bewegung und Ruhe zugleich. In dem einen Aspekt ist zugleich der andere als Bereitschaft zur Reaktion enthalten. Hans-Peter Dürr hat das als *Erwartungsfeld* bezeichnet. *Dieses „Erwartungsfeld" kommt aus der „Ahnung" der „Urverbundenheit" aller Erscheinungen. Das Nichts ist pulsierende Wahrscheinlichkeit, Potenzial, aus dem alles Denkbare jeden Augenblick erscheinen könnte.* (Hans-Peter Dürr).

Wenn Es in unserer Realität erscheint, dann immer als unteilbarer Hintergrund in der jeweiligen Polarität. Denken Sie neben den schon im ersten Kapitel aufgezählten Polaritäten auch an das asiatische Ying-Yang-Symbol oder an eine Definition des Yoga-Zustandes: „Yoga ist die dynamische Stille im Geist".

Jesus sagte: „Wenn sie euch fragen: Was ist das Zeichen eures Vaters, das in euch ist?, antwortet ihnen: Es ist eine Bewegung und eine Ruhe." (Thomasevangelium) Es ist immer das *Sowohl als auch* und niemals das *Entweder oder*!

Etwas, das in uns Spuren hinterlässt, z. B. die intellektuelle Beschäftigung mit dem Atem, beginnt dann bei echter Anteilnahme (Interesse) immer innen zu wirken. Dabei „passiert“ etwas.

Hans-Peter Dürr hat für diese energetischen Kleinstbewegungen ganz wunderbare Bezeichnungen gefunden. Wenn das Interesse eine *Tiefenresonanz* bewirkt, kommen geistig-energetische Impulse in Bewegung. Dürr nennt diese schöpferischen Reaktionen *Wirks*. Wenn sie dann die Urquelle verlassen und über die Denkebene in *die spürende Achtsamkeit* übergehen, nennt er sie *Passierchen!* Dann kann sich das immerwährende Leben in der äußeren, sich ständig verändernden Realität im wahrsten Sinne des Wortes realisieren.

Die Präsenz im Augenblick

Das immerwährende Leben *könnte jeden Augenblick erscheinen* (Hans-Peter Dürr). Es könnte also jeden Augenblick, in jedem „Jetzt“ die Weichen stellen für eine neue Selbsterfahrung, eine neue Weltsicht und damit eine neue Weltbeziehung. Es geht hierbei um das konkret erfahrbare „Erscheinen“ oder das „Hindurchscheinen“ der non-dualen oder auch göttlichen Wirklichkeit in jedem Augenblick des menschlichen Da-Seins. Echtes Da-Sein bedeutet gewahr sein, präsent sein, bewusst sein. *Die Präsenz der Zeitlosigkeit in jedem Augenblick zu erfahren gibt jedem Augenblick eine außergewöhnliche Bedeutung.* (Willigis Jäger) Die Zeitlosigkeit, das immerwährende Leben, ist immer als stiller Hintergrund des Lebens allgegenwärtig.

Wir erkennen es aber sehr oft nicht, weil wir geblendet und gefangen sind von dem, was wir haben: Prägungen aller Art,

Gedanken, Emotionen, Meinungen, Lebewesen, materielle Güter.

Das, was wir haben, muss nicht schlecht oder problematisch sein. Dazu wird es erst, wenn es uns ausschließlich vereinnahmt und uns dadurch von der immer heilen und immerwährenden Quelle des Lebens anscheinend trennt. In diesem Zustand können wir ganz einfach nicht erkennen, wer wir wirklich sind. Das Gefühl des Getrenntseins existiert nur in unserem begrenzten Denken mit Auswirkungen auf unser Gefühl. Wir können dann die „Präsenz der Zeitlosigkeit in jedem Augenblick" nicht erfahren, weil unsere Wahrnehmung viel zu grob, zu oberflächlich und zu begrenzt geworden ist.

Jeder *bewusst* erfahrene Augenblick ist ein winziger Raum zwischen Vergangenheit und Zukunft. Es geht dabei nicht um einen überschaubaren Zeitraum, den man gedanklich erfassen kann. Vergangenheit und Zukunft sind hier sehr nah beieinander. Die gerade verstrichene Sekunde ist schon Vergangenheit, der gleich beginnende Augenblick ist schon Zukunft. Dieser Augenblick kann still oder unruhig sein, Freude oder Schmerz ausdrücken.

Alles, was sich in diesem, wie auch immer *gefühlten Moment* zeigt, geschieht *Jetzt*.

Es ist der zeitlose Moment *als* Stille, als Freude, als Wut, als Schmerz. Es ist eine Momentaufnahme unseres mentalen, emotionalen, situativen Zustandes. Dieses aufmerksame Gewahrsein ist niemals ein statischer Zustand, es ist beweglich und hängt in hohem Maße vom Zustand unsere Geistes und unseres Herzens ab. Selbst wenn wir von der inneren Unruhe bedrängt werden, ist das eine nicht ganz einfache, aber wirkungsvolle „Übungssituation". Es kommt ausschließlich darauf an, sowohl die Unruhe in Geist und Psyche als auch die Ruhe und die Balance bewusst und ohne Wertung wahrzunehmen. Das ist Geistesgegenwärtigkeit.

Man kann es nur fühlen und nicht denken, denn der Augenblick der Erfahrung ist oft so leicht und so flüchtig wie ein Wimpernschlag. *Präsenz ist aufmerksames, fokussiertes Gewahrsein, eine verfeinerte Aufmerksamkeit mit allen Sinnen und insbesondere durch Spüren.* Für mich ist das mit dem Begriff „spürende Achtsamkeit" am besten ausgedrückt.

Bei Johannes vom Kreuz (1542–1591) gibt es für diese Bewusstseinsqualität auch einen wunderbaren Begriff: die „liebende Aufmerksamkeit".

Der Prozess der Veränderung

Wenn wir unsere äußere Realität, bzw. unseren Umgang mit der Realität, verändern möchten, müssen wir Bedingungen schaffen, damit unsere innere Wirklichkeit durch uns hindurch wirken kann in die Welt. Im Alltagsleben handeln wir meistens sehr schnell, technisch orientiert und fremdgesteuert. Die notwendigen Veränderungsprozesse sollten aber durch ganz andere Energien und Verhaltensweisen eingeleitet und stabilisiert werden:

- Klare Wahrnehmung des Lebens wie es ist;
- Einfühlungsvermögen (Empathie und Altruismus):
- psychische Widerstandsfähigkeit, die nachhaltig stabilisiert (Resilienz);
- Freiheit von der Bindung durch Fremdbestimmung.

Diese besonderen Eigenschaften müssen durch einen Veränderungsprozess von ganz alleine und Schritt für Schritt entstehen. Man kann sie nicht willentlich erzwingen oder beschleunigen. Der Wille zur Veränderung ist anfangs schon sehr wichtig, aber von ganz anderer Qualität als die egozentrische Willenskraft, sich selbst und die Welt beherrschen zu wollen.

Die radikale Akzeptanz dessen, was ist und wie wir sind, ist außerdem unverzichtbar für einen Neubeginn, der aus dem „Herzgeist“ (Kohärenz von Herz und Kopf) kommt. Das fällt den meisten Menschen sehr schwer, weil man sich oft im Recht sieht und sich ungerecht behandelt fühlt. Manchmal mag das auch stimmen, es ändert aber nichts daran, dass Festhalten und Kämpfen um jeden Preis sehr viel Lebensenergie und Geisteskraft kosten.

Schon ein kleiner Abstand durch Innehalten, das Ändern des Lebensrhythmus (Verlangsamung der Atmung) oder auch das Einüben einer anderen Sichtweise in kritischen Situationen (Empathie) können vom Lebensleid zum Lebensglück führen.

Die fragile Balance

Die „spürende Achtsamkeit“ ist labil, denn sie ist eine subtile Energie, die bewusst von Augenblick zu Augenblick fließen kann. Sie kann aber auch in einem Augenblick der Stille ruhen und in die Ruhe des nächsten stillen Augenblicks übergehen. Diese elementare Beweglichkeit macht den Zustand der „spürenden Achtsamkeit“ einerseits sehr störanfällig, andererseits ist sie hilfreich für positive Veränderungen, auf die sie reagieren kann.

Je stabiler unser Geist (Denken) und unsere Gefühle werden, je mehr wir uns aus der Verwicklung in Abhängigkeit (Gier) und Ablehnung (Hass) lösen können, umso tiefer wird unsere Wahrnehmung der möglichen Stille (Bewusstseinsstille). Dann können in allen Lebenssituationen unterscheidende Erkenntnis und unabhängiges freies Handeln aus der Wesenstiefe wirksam werden.

Die dem Leben zugrunde liegende Ur-Verbundenheit (Einheit) ist gleichzeitig die innere Stabilität, aus der heraus der entwickelte Mensch das fragile Wirken der Kräfte des *Sowohl als auch* in der bewegten Welt zu einer fragilen Balance fügen kann – von Augenblick zu Augenblick.

Diese Instabilität an sich wird dadurch zu einem stabilen Lebensprinzip. Hans-Peter Dürr hat die Instabilität der fragilen Balance auch als *höchste Sensibilität* bezeichnet und das auch so erfahren. Es ist das Fühlen und nicht das Denken, das diesen lebendigen Zustand ermöglicht.

In der Präsenz des Augenblicks erlebt der fühlende Mensch spontan sowohl das „Hintergrundfeld" (Nullpunkt), aus dem die eine Bewegung gerade erscheint und sich vollendet, als auch die schon in ihr sich regende Bereitschaft zur ergänzenden neuen Bewegung, zur Ganzheit, zur Balance. *Wie kann man erreichen, dass die Instabilität, die Sensibilität bedeutet, nicht verlorengeht, sondern erhalten bleibt? Ich muss sie – die Instabilität – stabilisieren.* (Hans-Peter Dürr in: Geist, Kosmos und Physik). Dazu braucht man Zeit, oft lebenslange Zeit, und viel Übung der „spürenden Achtsamkeit".

Der *bewusste* Atem ist der *Weg*

Der Weg entsteht, indem man ihn geht. Jeder bewusst erfahrene Übergang von einem Jetzt zum nächsten wird von der Dimension des immerwährenden Jetzt, des immerwährenden Lebens, berührt. Ist man vollkommen in ihm anwesend, dann ist alles, was sich in diesem Moment als Gefühl, Gedanke oder Handlung ausdrückt, von besonderer Wachheit, Kraft und tiefer Hingabe an den Augenblick erfüllt.

Allein die innere Haltung und das intuitive Wissen um die Einheit führen im Außen zu Einsicht, Sorgfalt, Wertschätzung und nachhaltiger Veränderung. Hier liegt auch die Chance für die Heilung erlittener Verletzungen und plötzlicher Konfrontationen. Das Leben selbst *als* fließender Atem ist der Wegweiser und bahnt die Spur. Unteilbarer Geist, unteilbare Lebensenergie entfalten das immerwährende Sein auf individuelle Weise *als* Atem-Polarität in uns. Die ganze Fülle kann aber nur wirksam werden, wenn Bewusstheit für das Wunder des Lebens durch die Bewusstheit in jedem Augenblick kultiviert wird. Das ist möglich!

Der Zwischenraum – das „Dazwischen"

Innerhalb des polaren Geschehens von Einatmen und Ausatmen ist es durch „höchste Sensibilität" möglich, die Wende zwischen beidem zu spüren und auch für einen Wimpernschlag lang in ihr zu ruhen. Nach der Einatmung im kleinsten Raum der Fülle, nach der Ausatmung im kleinsten Raum der Leere. In diesen leeren Räumen kündigt sich jeweils die nachfolgende Atemphase (einatmen oder ausatmen) schon als Impuls an, ehe ihr tatsächlicher Fluss beginnt. Im bewussten Erleben dieses „Dazwischen" berührt man das Hintergrundfeld der Bewusstseinsstille, der Zeitlosigkeit, des eigenschaftslosen Seins. *Jedes „Dazwischen" ist eine Berührung mit der Ewigkeit. Nur im neutralen, zeitlosen Hintergrund kann sich etwas Neues ereignen.*

Der Veränderungsprozess beginnt ganz klein, kaum wahrnehmbar, beim bewussten Atmen.

Wenn wir uns der tiefgründigen Bedeutung dieser Augenblicke des „Dazwischen" bewusst werden, können wir sie durch regelmäßige, hingebungsvolle Übung als heilsame Spur stabilisieren. Mit jedem bewussten Atemzug fängt es an, über die Meditation in Atemachtsamkeit vertieft sich die Präsenz im Raum der Möglichkeiten, im Alltag vollzieht sich die Wirkung von innen nach außen. Schon Platon (428–348 v. Chr.) hat zu der heute immer wichtiger werdenden Bewusstwerdung des gelebten Augenblicks weise Worte gesagt:

Denn das Augenblickliche scheint etwas Derartiges zu bezeichnen, dass von ihm aus etwas in den einen oder anderen von zwei entgegengesetzten Zuständen übergeht. Denn nicht aus der Ruhe geht etwas, während es noch ruht, in die Bewegung über, noch aus der Bewegung, während es sich noch bewegt, in die Ruhe über, sondern der Augenblick, dieses wunderbare Etwas, liegt zwischen der Bewegung und der Ruhe, keiner Zeit angehörig, und in ihm und aus ihm geht das Bewegte zur Ruhe und das Ruhende zur Bewegung über.
(aus: Die Gunst des Augenblicks)

Wenn man eine Erfahrung wie das Atmen so beschreiben möchte, dass die Lesenden oder Hörenden empfindend verstehen können, was man mitteilen möchte, dann bietet sich am besten die Verbform an. Jede Erfahrung ist eine Empfindung oder löst Empfindungen aus. Jede Erfahrung ist außerdem zunächst eine Beziehung und löst Resonanz aus. Es geschieht also etwas und wirkt. Im Zusammenhang mit dem Atemgeschehen kommt man dem Erleben näher, wenn man von „bewegen und ruhen" oder auch „bewegen und verweilen" im Atem spricht. „Bewegung und Ruhe" sind statische Zustandsbeschreibungen und behindern manchmal die Teilhabe an einem lebendigen Geschehen. Das gilt auch für andere Erfahrungen wie lieben, mitfühlen, sich freuen, vertrauen etc. Aber *atmen und sich dabei seiner selbst bewusst sein* ist die Quelle. Die innere Verwirklichung dieser Lebensweisheit entfaltet alle anderen tiefen Empfindungen und ihre Auswirkungen auf das Gesamtbewusstsein.

Atemachtsamkeit ist gleichbedeutend mit *sich bewusst sein beim Atmen.* Es ist eine innere Fähigkeit, mehr noch ein *innerer lebendiger Zustand,* der nicht willentlich mit Ehrgeiz und einer leistungsorientierter Erwartungshaltung herbeigeführt werden kann. Es geht letztendlich darum, ganz Atem zu sein, ganz Spüren und Lauschen zu sein, ganz Zeuge/Zeugin zu sein, wie Es atmet.

Wenn man sich dabei vertrauensvoll der Berührung durch den Atem überlassen kann, vollzieht sich die Beziehung zum immerwährenden Leben. Unser Bewusstsein überschreitet dann die Begrenzungen des Denkens, des Bewertens, des Analysierens und der äußeren Vergänglichkeit. Insbesondere die Spontanreaktionen auf Gedanken und Emotionen lassen nach. Die Energie raubenden und den Geist schwächenden Bindungen können losgelassen werden. *Innen entsteht ein stiller Raum.* Die anfangs noch sehr unruhigen und drängenden Gedankenbewegungen verlieren ihre beherrschende Kraft. Bleibt man *vertrauensvoll* und passiv empfangend beim Fließen des Atems, dann entsteht Meditation. Das „torlose Tor" (Zen-Weisheit) öffnet sich zur Erfahrung der Wesenstiefe von ganz alleine, und man taucht ein in die Erfahrung der reinen Potenzialität der Ur-Wirklichkeit.

Zwischen Reiz und Reaktion gibt es einen Raum;
nur dort kann Begegnung stattfinden.
Zwischen Reiz und Reaktion gibt es einen Raum;
Nur dort kann Heilung und Entwicklung stattfinden.
Zwischen Richtig und Falsch gibt es einen Ort;
Dort werden wir uns begegnen.
(Rumi 1207–1273)

Der gedankenfreie Zwischenraum ist klar und leuchtend wie ein „Edelstein von hoher Herkunft" (Patanjali YS 1, 41). Er ist identisch mit dem zur tiefen Ruhe gekommenen Alltagsgeist (Sanskrit: *citta*), der nun die uranfängliche Einheit erkennen kann. Man könnte die Qualität dieses Bewusstseins auch mit einem reinen Bergkristall vergleichen, der keine Färbungen und keine Einschlüsse hat. Das Licht fließt ungehindert durch ihn hindurch, alles spiegelt sich in ihm, so wie es ist. Vor allem: Es gibt keine scheinbare Unterscheidung zwischen dem Schauenden, dem geschauten Objekt und dem Akt des Schauens mehr.

Der christliche Mystiker Angelus Silesius (1624–1677) schreibt in seinem „Cherubinischen Wandersmann" 1675: „*... ganz lauter wie Kristall soll dein Gemüte sein.*

Zeit, Zeitlosigkeit, Ewigkeit

Rüdiger Safranski, Philosoph und Schriftsteller unserer Zeit, hat in seinem Buch *Zeit* (Hanser Verlag München 2015) viele sehr differenzierte und wichtige Impulse zum Thema Zeit und Zeitlosigkeit gegeben. Vielfach auch unter Einbeziehung der Aussagen bedeutender Philosophen und Weisheitslehrer. Unter anderem schreibt der Philosoph Ludwig Wittgenstein (1889–1951): *Wenn man unter Ewigkeit nicht unendliche Zeitdauer, sondern Unzeitlichkeit versteht, dann lebt der ewig, der in der Gegenwart lebt.* (aus: Safranski, Zeit, S. 228)

Rüdiger Safranski erwähnt in diesem Zusammenhang auch den Kirchenlehrer Augustinus (354–430 n. Chr.), „der auf der Suche nach der Ewigkeit ebenfalls auf die Permanenz von Gegenwärtigkeit stößt". Nach Augustinus ist Ewigkeit *dasjenige am Leben, was nicht vergeht, und das ist eben die Stetigkeit von Gegenwart. Die jeweiligen Ereignisse sind vergänglich, das Gegenwartsfenster, durch das wir sie erblicken und erleben, bleibt. Insofern ist Gegenwart die kleine Ewigkeit.*

Bei Safranski heißt es ferner: *Eine andere Brücke zwischen Zeit und Zeitlosigkeit wird ebenso häufig und alltäglich beschritten. Es sind die Augenblicke, in denen man durch Hingabe an Etwas oder an Jemand die Zeit vergisst, weil man sich selbst vergisst.* (Safranski, Zeit, S. 229)

Diese Textstelle trifft in jeder Beziehung auch auf die Qualität und die nachhaltige Wirkung der Hingabe an das „bewusste Atmen" und auf die Erfahrung der darin verborgenen Zeitlosigkeit zu. Von der Selbstbesessenheit zur Selbstvergessenheit und darüber hinaus zur Erfahrung der Verbundenheit.

Im Augenblick der Erfahrung von Zeitlosigkeit, sei er auch noch so flüchtig, tritt nicht nur ewiges Urwissen hervor. Hans-Peter Dürr hat in vielen Gesprächen und Veröffentlichungen immer wieder darauf hingewiesen: *Welt ereignet sicht in jedem Augenblick neu. Zukunft gestaltet sich durch das, was Jetzt von Augenblick zu Augenblick passiert.* Alles, was uns ausmacht, ist an der Gestaltung der Zukunft mitbeteiligt. Deshalb kommt es auf die Energie und auf das gegenwärtige Bewusstsein eines jeden Menschen an.

Quelle, Wandlung, Fluss, Neuwerden

Es bedarf keiner besonderen Theorien, keiner philosophischen und/oder religiösen Anstrengungen. *Das Leben selbst ist der Weg.* Jedes Lebewesen atmet, und in jedem Menschen sind Körper und Geist ununterbrochen durch die pulsierende Atembrücke miteinander verbunden und wirken gegenseitig aufeinander. Die Kultivierung der Atemachtsamkeit und der Atem-Zwischenräume (bewusstes Atmen) ist ebenfalls für jeden Menschen auf unterschiedliche Art und Weise möglich. Durch die erwartungsfreie Hingabe an den Atem kann sich das ganze Da-Sein wandeln, wenn man von ganzem Herzen dazu bereit ist. Nach Hans-Peter Dürr sind es *die immateriellen Kleinstprozesse, die diese Veränderung bewirken.* Wir können darauf vertrauen, dass es durch spürende Achtsamkeit und Hingabe geschieht.

Die *Wandlung* geschieht in den „Zwischenräumen". Neben Platon hat auch der griechische Philosoph Heraklit (544–483 v. Chr.) den Lebensfluss, die uranfängliche Einheit in der Polarität und die Bedeutung der Einheitserfahrung in der Ruhe dazwischen thematisiert. Er spricht davon, dass sich im Energiefluss des Lebens alle Gegensätzlichkeiten vereinigen können, weil verborgene innere Harmonie die Quelle ihrer äußeren Wirklichkeit ist. Es ist die Urwirklichkeit, aus der alles kommt, in der alles *sich wandelnd ausruht* und in der alles wieder eins wird, um sich auf Neue fließend zu entfalten.

Sich aufs Neue fließend zu entfalten ist die für unseren Weg entscheidende Aussage und die Chance zur Neuausrichtung in stagnierenden Lebenssituationen. Es ist dieser flüchtige Augenblick, das Jetzt, in dem „alles sich wandelnd ausruht".

Dieses Wechselspiel zwischen Bewegung und Ruhe, zwischen Veränderung und Sein, zwischen realer Lebenswirklichkeit und verborgener Möglichkeit wahrzunehmen gelingt jedoch nur im konkreten Augenblick klarer, uneingeschränkter Achtsamkeit.

Immer wieder von Neuem muss man sich mit allen Sinnen und von Herzen auf diese entscheidende Präsenz einlassen, es sich immer von Neuem bewusst machen, damit sie wirken kann.

Oft glaubt man, achtsam im Augenblick zu sein. Man kann das auch trainieren. Es ist dann eine mentale Fähigkeit, die natürlich für die Alltagsbewältigung sehr wichtig ist. *Man achtet auf das, was gegenwärtig geschieht, nicht aber auf die Gegenwärtigkeit selbst. Sie bleibt als solche verdeckt, indem sie hinter dem gegenwärtigen Geschehen verschwindet.* (Rüdiger Safranski)

Die Gegenwärtigkeit, die Präsenz selbst, kann man nur empfinden und in diesem Empfinden die Einheit der Wirklichkeit erfahren.

Berühren – Empfinden – Verbinden – Resonanz – Verwandlung

Von allen menschlichen Erfahrungsmöglichkeiten ist es ausschließlich der *Atem*, der diese ineinander fließenden und aufeinander wirkenden subtilen Kräfte gewährleistet und verändernd wirkt. Die jeweilige Qualität, die Intensität und die Erfahrung der Wirkungen hängen von der energetischen und geistigen Befindlichkeit eines Menschen im Augenblick des Atemgeschehens ab. Das Medium Atem steht allen Menschen während ihrer Körperlebenszeit zur Verfügung. Nicht jedem Menschen ist jedoch diese grenzenlose Heilkraft für die Psyche, das Denken und den Körper wirklich bewusst. Das ununterbrochen heilwirksame Atmen als eigenes Leben wahrnehmen zu können ist nur im Zustand höchster Gegenwärtigkeit möglich.

Kommen wir nochmals auf die entscheidende Beschreibung von Rüdiger Safranski in seinem Buch *Zeit* zurück: Alle Achtsamkeitsschulungen vermitteln zunächst die Fähigkeit, „auf das zu achten, was gegenwärtig geschieht", bzw. das zu fokussieren, was gerade *jetzt* im Blickfeld auftaucht. Diese Fähigkeit, sich uneingeschränkt und ohne Bewertung direkt auf eine Situation oder auf ein Objekt ausrichten zu können, ist eine hochentwickelte *mentale* Eigenschaft. Gelingt es, sich durch Stabilisierung der Achtsamkeitsübung augenblicklich auf subtilere Energien wie Empfindungen wertfrei auszurichten, dann verstärkt sich die Fähigkeit zur Einfühlung (Empathie). Situationen oder Objekte, auf die man sich ausrichten und auch dabei verweilen kann, lösen oft diese inneren Bewegungen aus. Es ist eine *psycho-mentale* Eigenschaft, die sich ausschließlich durch „spürende Achtsamkeit" ausbreitet. Sie berührt und verbindet sehr tiefgehende Energie- und Bewusstseinsebenen im *großen Nest des Seins* (Ken Wilber in: Integrale Psychologie).

Regelmäßig und auf Dauer angewendet, werden diese eingeübten Fähigkeiten zur eigenen Natur und verwandeln nachhaltig die bisherigen Denk-, Gefühls- und Verhaltensstrukturen.

Darüber noch hinausgehend ist aber die Fähigkeit, *die Gegenwärtigkeit selbst wahrzunehmen. Sie bleibt als solche verdeckt, indem sie hinter dem gegenwärtigen Geschehen verschwindet* (Safranski).

Sie bleibt so lange „verdeckt" bis es möglich wird, dass die fokussierte, einpunktige Ausrichtung von alleine in eine allzeit *offene Wahrnehmung* übergeht. Wahrnehmen, dass man absolut und ohne Erwartung gegenwärtig ist, bedeutet, dass man Denken, Analysieren, Reagieren überschritten hat und die Gegenwärtigkeit, die Präsenz selbst, ist. *Bewusstsein nimmt sich dann selbst ohne sinnliche oder mentale Aktivität als Zustand des Einsseins im Raum der offenen Weite wahr.*

Der Prozess der beschriebenen Veränderung bis hin zur Transzendenzerfahrung ist durch den eigenen, bewusst gewordenen Atem möglich. Die Kultivierung der spürenden Atemachtsamkeit, feinste Atemregulierungen bei Blockaden jeglicher Art und das Verschmelzen mit dem Atem im Zustand höchster Präsenz sind ineinandergreifende Erfahrungen von *Berühren, Empfinden, Verbinden, Resonanz, Verwandlung.*

Die Ausgangssituation

Wie schon beschrieben, garantiert der unbewusst fließende Atem jedem atmenden Wesen mehr oder weniger lange das Leben: meistens „auf Sparflamme“ bzw. „im Überlebensmodus“. Wenn sich nichts Dramatisches ereignet, wenn uns nicht vor Schreck der Atem stockt oder vor Nervosität Atem und Herz rasen, dann sind wir meistens schon zufrieden – das Leben, bzw. der Atem plätschert so dahin. Kommen diese Störungen jedoch häufiger vor oder kommt es zu einer Zivilisationskrankheit wie u. a. Asthma, dann geht man am besten erst einmal zum Arzt oder zur Atemtherapie.

Abgesehen von plötzlichen traumatischen Erlebnissen kann man davon ausgehen, dass sich eine Störung der Atemqualität und damit der inneren Balance schon über längere Zeit durch unterschiedliche Disbalancen angebahnt hat. In dieser Frühphase nimmt unser nach außen gerichtetes „Alltagsbewusstsein“ sie meistens noch nicht wahr.

Wir sollten uns so oft wie möglich bewusst machen, dass jeder Mensch eine ganz besondere, einzigartige Individualität aus Energie und Bewusstsein ist. Energie und Bewusstsein fließen rhythmisch als dynamische und pulsierende Einheit, als Leben, das sich als materielle Form (Körper) realisiert und sich ständig verändert. Nur das innere „Fließgleichgewicht“ aller Wirkkräfte des Lebens garantiert Heilsein, Glücklichsein, Selbsterkenntnis. In diesem Fließen werden wir ununterbrochen von Informationen berührt und durchdrungen. Es können dabei inspirierende, positiv verändernde Beziehungen in unseren Zellen, den Geweben, dem Nervensystem, kurz: im gesamten Körper entstehen.

Das Gegenteil ist aber auch möglich. Schädigende, krank machende Informationen können sich einnisten, wenn Körper und Geist so geschwächt sind, dass sie das „Fließgleichgewicht" nicht mehr gewährleisten können. Neues kann nicht mehr entstehen. In diesem ständigen Veränderungsprozess des Lebens erwischt jeden hin und wieder eine Erkrankung, eine schlechte Laune, ein Beziehungsproblem oder eine Phase der mentalen Zerstreutheit. Das gehört zum Menschsein und ist normal. Worum es bei unserem Thema aber geht, ist die mangelnde Bewusstheit für die ersten Anzeichen beginnender Disbalancen. Nur in einem klaren, stabilen Geisteszustand können wir sie spüren, sofort innehalten und uns augenblicklich *mit dem Licht unserer Achtsamkeit und mit unserem Atem* (Tich Nathan) diesen Alarmzeichen zuwenden. Fühlen wir die sich anbahnende negative Veränderung nicht frühzeitig genug, dann werden sich ihre schädigenden Informationen festsetzen und im ganzen System ausbreiten können. Die erste Auswirkung zeigt sich erfahrungsgemäß auf der emotionalen Ebene.

Meistens äußert sich das durch ein Gefühl der Enge, der Freudlosigkeit und der Antriebsschwäche. Eine diffuse Sorge, die auf die Zukunft gerichtet ist, überdeckt dann in vielen Fällen die positiven Veränderungsmöglichkeiten der Gegenwart. Ist die Empfindungsfähigkeit erst einmal geschwächt und eingeschränkt, dann kann man weder sich selbst spüren noch das fühlen, was andere spüren. Dieser Eintrübung durch zu wenig Lebensenergie (Atem, Prana) und durch zu wenig Bewusstheit folgt der Pessimismus, das negative einengende Denken.

Da alle Daseins- und Wahrnehmungsebenen energetisch und geistig miteinander verbunden sind, kann sich bei den beschriebenen Mangelzuständen die anfängliche Störung bis hin zu den unterschiedlichsten Krankheiten ausweiten. Die hier beschriebene, durch geschwächte Energie und mangelnde Bewusstheit entstandene Ausgangssituation bezieht sich beispielhaft auf die Leidensfälle einzelner Menschen. Der Mensch ist aber ein Beziehungswesen, und so wirken die schwierigen Lebensumstände einzelner Menschen nicht nur krank machend auf ihn oder sie selbst. Sie wirken auf die gesamte „Weltbeziehung" und daraus folgend wieder rückwirkend auf die einzelnen Menschen. Das Leiden am Leben verstärkt sich. Es ist ein Teufelskreis, der sich gerade in unserer heutigen Zeit verselbstständigt hat und Besorgnis erregende Ausmaße annimmt.

Sehr treffend erscheint mir in diesem Zusammenhang die Feststellung von Prof. Pörksen aus Tübingen („Die große Gereiztheit"), dass wir *in einem kollektiven Erregungszustand leben.*

Geschwächte Lebensenergie und mangelnde Bewusstheit sind meistens die Folge von vorhergehender, *andauernder* Überforderung und Überreizung, durch die der Mensch im wahrsten Sinne des Wortes *ausbrennt* (burn-out). Die innere, fragile Balance wird ununterbrochen gestört und reguliert sich nicht mehr.

Der zeitweise, für die Kreativität und die Tatkraft natürlich sehr wichtige, Erregungszustand (Motivation, Begeisterung, Leistungsfähigkeit) konditioniert im chronischen Dauerzustand unterschwellig das Nervensystem. Damit wird das in unserem vegetativen Nervensystem so wunderbar angelegte Zusammenspiel von Aktivität (Sympathikus) und Ruhe (Parasympathikus oder Nervus vagus), gestört. Im Dauerzustand der Erregung beherrscht uns die pausenlos treibende Aktivität des Sympathikus. Die Folgen sind Ruhelosigkeit, Schlaflosigkeit und die Unfähigkeit zur kreativen Muße. Ist man energetisch ausgebrannt, folgt in vielen Fällen unweigerlich der Absturz in das Gegenteil, die Antriebsschwäche bis hin zur Depression. Wir werden *atemlos.* Nicht im Sinne von Atemstillstand. Das könnte schlimmstenfalls die finale Katastrophe werden. Aber der Zustand unseres Atems mit seinen gefühlten Folgen kann und sollte uns aufrütteln und uns warnen: „Bleibe keinesfalls in diesem Zustand." (Zen-Weisheit) „Stopp, Innehalten, Rhythmus ändern" (H. Simon-Wagenbach, Vollende, was du bist) unterbricht sofort und macht wach und fähig für Neues ohne Bindung an Vergangenes.

Die Wende

Die Wende hin zum Heilwerden und Heilsein durch Transformation (Veränderung) einschränkender und krank machender Zustände kann jeden Augenblick durch *bewusste Unterbrechung* eingeleitet werden. Man kann die Gedanken nicht willentlich verlangsamen oder anhalten. Das gilt auch für einen Arbeitsablauf, in dem man sich gerade befindet.

Günstig sind die Augenblicke *zwischen* zwei Aktivitäten. Erinnern Sie sich an die Weisheit des „Dazwischen" oder den Text von *Rumi* im ersten Teil dieses Buches.

Die regelmäßige Kultivierung dieser kleinen leeren Zwischenräume kann die Lebensqualität und die Bewusstheit für Entschleunigung, ohne Verlust der Handlungsfähigkeit, nachhaltig steigern. Das „Stopp", das „Innehalten" gilt der Identifikation mit den Gedanken, dem Nachdenken und dem Analysieren. *Die Lösung von der beherrschenden Bindung ist möglich, wenn man der Aufmerksamkeit einen anderen Fokus anbietet und dabei einfühlsam verweilt.*

Selbst wenn diese Unterbrechung nur für die kurze Zeit von etwa zwei Minuten möglich ist, kann man sich bei häufiger Wiederholung geistig gesammelt und energetisch erfrischt wieder der nächsten Aktivität zuwenden.

Wir können unsere Leiden, unsere Unruhe und anhaltende Zerstreutheit niemals ausschließlich mit dem Willen unterbrechen oder sogar beenden. Manche Menschen glauben allerdings, dass sie mit Willenskraft und einer besonderen Technik die Schwierigkeiten „in den Griff bekommen" könnten. Für eine kurze Zeitspanne ist das vielleicht manchmal auch möglich. Das ist aber eine Selbsttäuschung. Weder eine heilende Tiefenresonanz noch eine nachhaltige Wirkung auf die Veränderung des Alltagsgeistes sind das Ergebnis willentlicher Anstrengung. Allerdings ist der Wille sehr wichtig für die Motivation zur Veränderung und auch für die Selbstdisziplin auf einem Übungsweg. Mit der willentlichen Entscheidung zur Veränderung beginnt der Prozess der Wende.

Leider kommt der innere Ruf *Du musst dein Leben ändern* oft erst, wenn es gar nicht mehr so weitergehen kann wie bisher: in einer Krise. Das Gute daran ist, dass es sich bei diesem inneren Impuls um eine *Empfindung* handelt. Wie schon erwähnt, zeigen sich Disbalancen zuerst auf der Empfindungsebene, und wir wissen intuitiv ganz genau, wohin unsere Sehnsucht führt: zur Wende, zur Herzöffnung, zur Geistesklarheit, zur Heilung.

Dieses unausweichliche Drängen und Sehnen führt zur willentlichen Entscheidung anzuhalten, umzukehren, neu zu beginnen. Ist die grundsätzliche Entscheidung zur Kehrtwende getroffen und ist sie mit einem tiefgehenden Gefühl für das Ziel verbunden, dann verstärkt sich auch augenblicklich der Fluss der dafür notwendigen Energie. Das „einfühlsame Verweilen“ bei einem Fokus, der nicht mit dem Denken verbunden ist, der außerdem immer gegenwärtig ist und unser Leben bedeutet, lässt uns erkennen: *Das kann nur der eigene Atem sein.*

Wie ein roter Faden zieht sich diese Erkenntnis, diese Weisheit, bis heute durch die Erfahrungsberichte aller Zeiten Der *Atem* als Erfahrung von Lebensenergie und Bewusstsein steht im Mittelpunkt der spirituellen Übungswege und auch der ganzheitlich therapeutischen Heilweisen.

Es gibt unzählige Bücher und viele Informationsmöglichkeiten zu diesem Thema.

Entscheidend und unverzichtbar für die Wirkung auf die Energiebalance und die Geistesklarheit ist aber die *direkte, unmittelbare Erfahrung*. Indem ich das schreibe, kommt mir wieder das Zitat von Goethe in den Sinn: *Wenn ihr's nicht fühlt, ihr werdet's nicht erjagen.*

Der Atem: Empfindungsbrücke zwischen Körper und Geist

Der Atem mit allen Informationen und Potenzialen berührt uns immer *jetzt*. Er kann niemals eine vergangene Erinnerung oder eine für die Zukunft geplante Aktivität sein. Atem geschieht immer *jetzt*. Es ist dieser eine gespürte Atemzug. *Das ist Gegenwart, das ist Leben.*

Durch die Atemberührung im Augenblick des Einatmens entsteht im ganzen Körper eine Beziehung mit den berührten inneren Räumen. Beim Ausatmen verbinden wir uns wieder mit Luft und Raum im Außen. Immer wieder neu, von Augenblick zu Augenblick – im

Jetzt. Innenraum und Außenraum sind *ein* Lebensraum. Wir machen das nicht willentlich, *es geschieht.*

Der Sozialphilosoph Hartmut Rosa bezeichnet in seinem Buch „Resonanz" den *Atem* als *reinste Form der Beziehung.*

Diese Beziehung vollzieht sich aber nicht nur hoch wirksam in uns bei jedem Atemzug.

Atmend sind wir ununterbrochen in Beziehung zu anderen Lebewesen, ja zur ganzen Welt.

Das *„Selbstverhältnis"* und das *„Weltverhältnis"* (Rosa) lassen sich atmend spüren und auch beeinflussen. Beide Beziehungen hält Prof. Rosa in unserer Zeit für *reparatur- oder korrekturbedürftig.*

Die gesteigerte Nachfrage nach Übungswegen und Therapien, die Atemerfahrung einbeziehen, führt er auf diesen Mangel zurück. Besonders bei den *gehetzten Eliten und Führungskräften ist das zu beobachten.*

Aus meiner langjährigen Erfahrung möchte ich allerdings hervorheben, dass neben der reinen spürenden Atemachtsamkeit die Einbeziehung des Körpers und seiner Bewegungen durch entsprechende Übungen in den Transformationsprozess von entscheidender Bedeutung ist.

Der integrale Weg – Integrale Spiritualiät

Wenn man bedenkt, dass sich schon ab dem 5. Jh. n. Chr. durch die Erkenntnisse des Tantrismus eine Bewusstseinsevolution anbahnte, die zur Überwindung der dualistischen und bewertenden Geist-Körper-Spaltung hätte dienen können, wundert man sich sehr. Nur unter großen Widerständen und über Jahrhunderte konnten die Folgen des Geist-Körper-Problems ans Licht kommen.

Wie schon erwähnt, hatte Arthur Schopenhauer vom unheilvollen *Weltknoten* gesprochen. *Nur ein integraler Ansatz kann den Weltknoten lösen* heißt es bei Ken Wilber (Integrale Psychologie).

Es ist sehr zu begrüßen, dass heute in vielen Bereichen der integrale Ansatz in den Vordergrund des Bemühens gestellt wird: Integrale Spiritualität (unabhängig von trennenden Konfessionen), Integrale Psychologie, Integrale Ökonomie und Integrale Medizin.

In der Spiritualität, der Psychologie und der Medizin wird das integrierende Element darüber hinaus möglichst individuell differenziert und der Situation des einzelnen Menschen angepasst. Es genügt jedoch nicht, dass man integral denkt, die verschiedenen Ansätze intellektuell erforscht und Theorien entwickelt. Nur durch einen Lebens- und Übungsweg, in dem alle Daseinsbereiche („Weltbeziehung") und alle Wahrnehmungsmöglichkeiten („Selbstbeziehung") integriert sind, kann sich neues Bewusstsein entfalten.

Integrale Spiritualität muss immer von der Tatsache ausgehen, dass der Mensch eine energetisch zusammenwirkende Einheit von Körper, Psyche und Geist ist.

Die Mystik aller Traditionen lehrt, dass das „höchste Bewusstsein", welchen Namen wir ihm auch geben, sich *als* diese Einheit in der Welt verwirklicht. Jahrtausendalte Erfahrung zeigt bis heute, dass der *Atem* als subtil integrierende, feine, aktiv verändernde Kraft des „höchsten Bewusstseins" wirkt. *Jede Körperbewegung, jeder bewusste Atemzug und jeder geistige Impuls wirken gleichzeitig auf das Ganze.* Sind alle Bewegungen in uns integriert und werden bewusst als Ganzheit erfahren, dann kann in jeder Übung bzw. in jedem Augenblick der Achtsamkeit, Reinigung, Heilung Transformation und letztendlich Einsicht in die inneren Zusammenhänge des Lebens geschehen.

Je feiner sich die Abstimmung und Übereinstimmung zwischen dem Körper, dem Atem und dem Geist durch die Integration aller Bewegungen ereignet, umso tiefer die Erfahrung. Dann wissen wir auch intuitiv um unsere Einheit mit allen Lebewesen und mit dem gesamten Universum. Wir erfahren dann auch, wer wir in der Tiefe des Seins wirklich sind. *Wir sind immerwährendes, leidfreies Bewusstsein, das während unserer vergänglichen Körperlebenszeit eine menschliche Erfahrung macht und dabei in allen Veränderungsprozessen als Hintergrund gegenwärtig ist.*

Die zentrale Bedeutung des Körpers

Der gesamte Körper (dazu gehört auch das Gehirn) ist der Ort der Wahrnehmung über die Sinne. Er ist auch der Resonanzraum für die Wirkungen aufgrund der Sinneserfahrungen. Daraus entsteht Handeln. Die Art und Weise des Handelns hängt davon ab, ob und wie die *Energien* der „Körper-Instrumente" (Sinne, Gefühle, Gedanken) sich in jeder Lebenssituation und immer wieder von Neuem zur Balance einpendeln können. *Ein Körper ist die energetische Unterstützung der verschiedenen Zustände des Geistes.* (Ken Wilber)

Wir müssen es uns sehr oft bewusst machen: Alles im Universum ist Schwingung, ist Rhythmus, ist eine dynamische

Verbundenheit im Raum des Lebens. Der menschliche Körper ist dabei, wie bei einem Orchester, der *Klangkörper*, in dem sich die verschiedenen Instrumente zu *einem* Klang verbinden und durch ihn hindurch als Musik nach außen fließen.

Die Klänge und Rhythmen *berühren* die Spürenden und Lauschenden und können in ihnen eine *Tiefenresonanz* auslösen.

Neben Spüren und Berühren löst besonders auch das Lauschen eine verwandelnde innere Bewegung aus. Diese sich möglichst oft wiederholenden Erfahrungen verändern und können heilende Selbstregulierungen, bzw. Selbstheilungskräfte, im Körper entfalten. Unsere äußere Hülle, der so genannte grobstoffliche Körper, ist Gefäß, Schutz und Raum für den Lebensfluss, in dem sich unterschiedliche Bewusstseinsenergien bewegen.

Im „Neuen Testament", im ersten Brief des Paulus an die Korinther 6,19, lesen wir sogar: *Wisst ihr nicht, dass euer Leib der Tempel des Heiligen Geistes ist, der in euch wohnt ...*

Offensichtlich wusste man es nicht. Mit „Heiligem Geist" ist im christlichen Kontext *pneuma* und damit Atem und Bewusstsein gemeint. Ich wiederhole das Zitat aus Wikipedia:

Pneuma ist nun der ‚Heilige Geist', der 'den Weg der Hauchung aus Gott (Vater) *und* Gott (Sohn) *geht.* Neben dem Atem ist auch der Wind in der Bibel ein Symbol für den „Heiligen Geist".

Der Begriff „Tempel" klingt zwar etwas übertrieben, ist aber m. E. dennoch für unser wertvolles Gefäß Körper unbedingt gerechtfertigt. Etwas Wertvolles pflegt und schützt man, und man trägt dafür Verantwortung Nur in wenigen Phasen der Bewusstseinsevolution hatte der Körper die Wertschätzung, die ihm als zentraler Ort für bewusste Transformation hätte zugestanden werden müssen: im Tantrismus und dann erst wieder heute, vereinfacht ausgedrückt, im Zeichen der „Integralen Spiritualität". Ansonsten herrschte Leibfeindlichkeit und erschwerte die sehnlichst gewünschte *Einheitserfahrung für viele Menschen* und nicht nur für einzelne Asketen.

Schrittweise, langsam und achtsam, müssen die Bedingungen für das neue ganzheitliche Bewusstsein geschaffen werden. Je häufiger man die spürende Körper- und Atemachtsamkeit praktiziert, umso mehr wächst die Fähigkeit, in jeder Situation ganz bewusst nach innen zu gehen. Umso mehr spürt man auch die Vernetzung von Körper, Atem, Gefühlen und Gedanken sowie ihre gegenseitige Abhängigkeit und Verbundenheit mit der Welt. Der *bewusste* Atem ist dabei das Medium der integrierenden Bewegung. *Wir spüren seine Berührung, verschmelzen mit seiner Bewegung und lauschen dabei auf seinen Ton.*

Integration – Meditation – Einheitserfahrung

Durch den integrativen Übungsweg entsteht Meditation. Dabei kann es geschehen, dass wir nur die *Stille* des zeitlosen Jetzt erfahren und augenblicklich wissen: *Das bin ich, ich bin Es.*

Es, dieses uranfängliche Bewusstsein, schützt uns auch vor einseitigen Prioritäten, Wertungen und Ausgrenzungen durch den Ego-Geist. Durch die Kultivierung der integrativen Grundhaltung kann man sich jederzeit fließend und immer müheloser von aufkeimenden Bindungen an den äußeren Körper, an Meinungen, Erwartungen und an Dogmen lösen.

Die Neigung zur Anhaftung ist in jedem Menschen angelegt, aber auch die Fähigkeit, sich von den Bindungen zu befreien.

Durch den integrativen Weg geschieht das prozessartig durch Übung, Hingabe und durch das Vertrauen in die Kraft des neuen, gegenwärtigen Jetzt.

Das Neue muss gestärkt werden, damit es das Alte verwandelt integrieren kann. Das ist der tiefere Sinn von Religion.

Religion, Konfession, Religiosität

Das Wiedererkennen der eigenen Wesensnatur und das innere Wissen, dass man niemals von der Urquelle des Lebens getrennt war und auch niemals davon getrennt sein wird, bewirken oft ein unbeschreibliches, stilles Glücksgefühl. In dieser Erfahrung ist man das eine Sein und in Liebe verbunden mit allen Wesen und dem ganzen Universum. Nach Hartmut Rosa ist atmen ja die *reinste Form der Beziehung*. Dem stimme ich uneingeschränkt zu, weil jeder Mensch diese Beziehung bewusst kultivieren kann. Dabei geschieht etwas mit uns. Nicht nur, dass sich Disbalancen in uns lösen und Balance entstehen kann. *Darüber hinaus öffnet sich das Herz, und wir erfahren eine grenzenlose, zunächst noch formlose, universelle Liebe.* Wir nennen diese transzendente Erfahrung auch „kosmische Liebe“, weil sie den gesamten Kosmos bedingungslos und uneingeschränkt durchdringt, wenn wir uns öffnen, wenn wir es zulassen können, wenn die Bedingungen stimmen.

Die All-Einheit des liebenden Ursprungsbewusstseins wird im Augenblick der tiefen Erfahrung manchmal auch als Heimkehr oder als Entfaltung dessen erkannt, was man zutiefst ist, immer schon war und immerwährend sein wird: Das unteilbare, liebende Sein.

Der kosmische Atem (*prana*) und die kosmische Liebe (*maitri*) gehören zusammen als Ausdruck reiner, zeitloser Beziehung. Lieben und atmen bedeutet leben, sowohl im kreatürlichen als auch im spirituellen Sinne. Lieben und atmen sind subtile innere Bewegungen, die man nicht denken, sondern nur fühlen kann. Mit beidem berühren wir die ursprüngliche Quelle im Augenblick der Erfahrung und werden gleichzeitig berührt. Berühren und berührt werden schwingen sich ein auf *Berührung sein*. Lieben und geliebt werden schwingen sich ein auf *Liebe sein*. Atmen und beatmet werden (Es atmet) schwingen sich ein auf *Atem sein*.

Mit diesen Seinsweisen sind weitere, tiefe, heilende Grundgefühle verbunden: Einfühlungsfähigkeit (altruistische Empathie), Mitgefühl, Mitfreude, Gleichmut mit der Fähigkeit zu vergeben. Das ist *Religiosität* im ursprünglichen Sinne. *Jeder Mensch ist in diesem Sinne religiös*. Allgemein glaubt man zu wissen, dass der Begriff *Religion* von dem lateinischen Wort *religere* und seiner Ableitung *religio* kommt. Die Übersetzung von *religere* bedeutet aber *sorgsam berücksichtigen und beobachten* und wurde in der Antike auch in diesem Sinne angewendet. Erst seit der sogenannten patristischen Zeit der christlichen Kirchenväter (2. – 5. Jh. n. Chr.) wird Religion durch das Verb *religare (rückbinden)* erklärt und damit unter anderem auch mit den Dogmen der Kirche in Beziehung gebracht.

Altphilologen und Theologen streiten noch heute über diese unterschiedlichen Erklärungsmöglichkeiten von Religion. Das müsste nicht so sein. Die Chance liegt im Verstehen beider Begriffe und ihren Erfahrungsmöglichkeiten. Beide können ineinander greifende Entwicklungsschritte eines spirituellen Weges sein. „Sorgsam berücksichtigen und beobachten“ *und* die daraus entstehende Fähigkeit, innerlich die Einheit der Wirklichkeit zu erfahren, führen zur Selbsterkenntnis: *Ich bin (aham)* und der Schlussfolgerung: *Ich bin Es (soham).*

„Sorgsam berücksichtigen und beobachten" ist eine wunderbare Formulierung für Beziehungsfähigkeit, die von spürender Achtsamkeit, Einfühlungsvermögen und liebender Güte geprägt ist. Dieses ursprüngliche religiöse Bewusstsein könnte natürlich auch eine neue, tiefere und differenziertere Beziehung zur eigenen Konfession bewirken.

Bewusstsein kann sich nur im Innern jedes einzelnen Menschen verändern und sich dadurch als neues Bewusstseinsfeld in der Welt ausbreiten und verändernd wirken. Beziehung, Rückkehr, Heimkehr und Verbundenheit führen zur Kooperation, zur Kommunion und zur Teilhabe aller Menschen am unteilbaren, göttlichen Sein. Es ist der Weg und die Erfahrung der Mystiker. „Rückbindung" ist eine unglückliche Formulierung, die zu Missverständnissen führen kann. Jede Form der Bindung trennt, spaltet, schafft verpflichtende Dogmen und damit Probleme. Das ist leider oft der Weg der Konfessionen dieser Welt und ihrer Machtansprüche. Im günstigsten Fall kommt manchmal ein Dialog zustande, der wenigstens zur Toleranz führen kann.

Die reine religiöse Essenz, die wir jenseits theologischer Haarspalterei und Rechthaberei wirklich sind, offenbart sich nur in der *Erfahrung*. Die Begriffe Religion und Konfession werden oft miteinander verwechselt. Mit dem Begriff Mystik können viele Menschen manchmal auch nichts anfangen, weil sie diese Ebene meistens mit einem Bereich oder mit Menschen aus den bekannten Konfessionen verbinden. Die Klarheit, Einfachheit und Freiheit des Weges nach innen, aus dem die Heilung durch Veränderung im Außen möglich wird, ist vielen leider noch nicht bewusst.

Der Begriff Mystik muss entmystifiziert werden, damit alle Menschen durch bewusste Unterbrechung des alltäglichen Erregungszustandes Zugang zu ihrer inneren Quelle finden.

Gerade in der christlichen Tradition gibt es einzelne herausragende Persönlichkeiten, die durch interreligiöse *Erfahrung* „über den Tellerrand" ihrer Theologie hinausschauen konnten und noch können, ohne ihre Wurzeln zu verraten. Beispielhaft möchte ich in diesem Zusammenhang auf die Benediktiner Henri Le Saux (1910–1973) und Bede Griffiths (1906–1993) hinweisen, die durch die Erfahrung der verbindenden inneren Essenz den hinduistisch-christlichen Dialog gelebt haben. Die besondere Bedeutung der Praxis des *Zazen* (stilles Sitzen in Atemachtsamkeit), die aus dem Buddhismus kommt (aber nicht Buddhismus ist), wurde und wird von vielen Christen erkannt und praktiziert. Die herausragenden Persönlichkeiten in diesem Kontext sind u. a. die Jesuiten Hugo Enomiya-Lasalle (18981990) und Niklaus Brantschen, geb. 1937, sowie der Benediktiner Willigis Jäger, geb. 1926. Bei der Festrede zur Eröffnung des „Benediktushofes" (Zentrum für spirituelle Wege) sprach der niederländische Zisterzienser Abt Wirkam P. Jeroen, geb. 1931, über die „Wiederkehr der Mystik" (vgl. Peter Lengsfeld, Mystik – Spiritualität der Zukunft). Er sprach u. a. über seine eigene interreligiöse Erfahrung und hob dabei die Kultivierung des *innerlichen Stillwerdens* durch das Durchdringen der Weisheit in den Upanishaden und im Buddhismus hervor. Er betonte auch seine eigene Yoga-Erfahrung, durch die dieses Stillwerden in der *richtigen Körperhaltung und mit der richtigen Atmung* erst bewirkt wurde. Ein besonderes Beispiel integraler Spiritualität!

Diese interreligiösen Erfahrungen besonderer Menschen der christlichen Tradition haben natürlich sehr viele Suchende angesprochen und begleitet. Sie und andere, die ich aus Platzgründen nicht alle aufzählen kann, haben sehr viel bewirkt. Aus diesem Grunde müssen sie auch immer wieder genannt und gewürdigt werden.

Es gibt sehr viele stille, unbekannte weise Menschen, die im Verborgenen wirken. Um den derzeitigen egozentrischen Zustand des Weltgeistes grundlegend und nachhaltig zu verändern, müssen aber noch mehr Menschen bewusst werden und sich auf den Weg machen. Die Hoffnung liegt in der rasanten Entwicklung der neuen Naturwissensschaften, die mit der Quantenphysik begann. Mystische Tiefenerfahrungen der Vergangenheit und der Gegenwart werden weitgehend durch die Forschung der Neurowissenschaften bestätigt. *Mystik trifft Naturwissenschaft zu einer ganzheitlichen Spiritualität, an der alle Menschen teilhaben können.*

Die Erkenntnisse und Bestätigungen reichen aber nicht. Das Neue muss im Innern des Menschen kultiviert, stabilisiert und dann gelebt werden. *Das geht nur durch Übung!* Wenn wir unsere spürende und lauschende Achtsamkeit auf die *„reinste Beziehung"* des Lebens, *die Atembeziehung*, fokussieren, können sich die inneren Potenziale verwirklichen.

Der stille Atem, der Atem der Stille

Der stille Atem verringert die Trübungen des Fühlens und Denkens. ... Der stille Atem befähigt zur Meditation (Patanjali, Yogasutra 2.52, 2.53 Kommentar R. Sriram).

Yoga in seiner ursprünglichen Bedeutung (vereinigen, verbinden, integrieren) ist im Sinne einer integralen Spiritualität der älteste und ganzheitlichste Weg, um den zerstreuten und konditionierten Zustand von Denken und Fühlen zu verändern. *Dazu bedarf es keiner kulturellen und konfessionellen Einbindung in ein System!* Diese allgemein menschliche Weisheit wurde aber seit den Veden/Upanishaden bis heute für die unterschiedlichsten Ziele vereinnahmt und als Konditionierungsmaßnahme benutzt. Das hat letztendlich die große Bedeutung des Atems als Ausdruck von Energie und Bewusstsein geschmälert.

Übereinstimmend wird aber die Übungspraxis der Meditation als unverzichtbar angesehen.

Bei aller Kritik an manchen Traditionen hat sich aber diese Weisheit als Wahrheit herauskristallisiert und bestätigt. *Meditation ist der Schlüssel zur Transzendenz und zu einem veränderten Alltagsbewusstsein. Meditation braucht einen ruhigen Geist. … Meditation im Sinne des Yoga* (Anmerkung: ganzheitlich fokussiert und still) *bedeutet, dem schon beruhigten Geist eine Ausrichtung zu geben.* (T.K.V. Desikachar in Interviews)

Das bedeutet, es sollte sich schon durch Übung eine Fähigkeit zur Entschleunigung entwickelt haben. An diesem Prozess muss gleichzeitig und gleichwertig der ganze Mensch beteiligt sein: die Körperfunktionen, der Atem sowie die psychischen und mentalen Energien. Hierbei zeigt der *Atem* unmittelbar und sehr fein an, was dem inneren und äußeren Zustand des Menschen dienlich ist. Fließt der Atem im Ruhezustand lang, fein und regelmäßig, dann kann sich *prana*, die allen Funktionen zugrunde liegende Energie, ungehindert und ruhig fließend ausdehnen. Alle miteinander korrespondierenden Wahrnehmungsebenen verschmelzen dabei zu einer fließenden Balance (Fließgleichgewicht). Der strömende Atem, das Spüren, das Lauschen auf den Atemton und die ungeteilte Aufmerksamkeit können in jeder Übung und in jeder alltäglichen Situation unsere *Atem-Körper-Geist-Einheit* erfahrbar machen und stabilisieren.

Dem Wandel im äußeren Leben können wir dann weitgehend gelassen begegnen. Wenn dramatische Situationen unser Bewusstsein und unseren Atem stark erregen, wird sich der geübte Atem und damit der geübte Geist schnell wieder einpendeln.

Wie an anderer Stelle schon beschrieben, ist in diesem Prozess zunächst die *Unterbrechung*, das bewusste Stopp-Sagen, das Innehalten wichtig. Erst dann können wir den *Rhythmus ändern* und der Entschleunigung Raum geben.

Die entstehende Ausdehnung des *prana* wird im Yoga durch die Praxis von *Pranayama* (*prana* = Atem, Energie, *ayama* = ausdehnen, regulieren) möglich. *Äußerliches* Üben von *Pranayama* bedeutet, dass die Atembewegungen sehr sanft und am besten zunächst mit der Unterstützung der Körperbewegungen *reguliert* (nicht kontrolliert) werden. Der Körper hilft der Einatmung, indem wir uns aufrichten bzw. rückbeugen, er hilft der Ausatmung, indem wir uns vorbeugen.

Diese Praxis beruht auf Gegenseitigkeit. Beim Ein- und beim Ausatmen hilft auch der Atem dem Körper, sich leichter aufzurichten oder sich müheloser zu beugen. In der Alltagssprache: eine *Win-Win-Situation* mit tiefgehenden inneren Auswirkungen auf das Bewusstsein, da alles miteinander in Beziehung steht.

Auf diese Weise kann jeder Mensch praktizieren. Dabei spielt es keine Rolle, ob man Christ, Jude, Buddhist, Hindu, Atheist oder Muslim ist. Unabhängig davon gibt es in den verschiedenen Yoga-Traditionen auch anspruchsvollere Atem- und Körpertechniken sowie die intensive Beschäftigung mit der Yoga-Philosophie. Die schrittweise Entfaltung eines langen, ruhigen Atems ist aber bei allen authentischen Traditionen eine unverzichtbare Voraussetzung für weitere Schritte.

Innerliches Üben von *Pranayama* ist das bewusste spürende Verweilen beim kontinuierlichen Fließen des Atems in den Atemräumen – Atemzug für Atemzug. Durch das Halten des Gewahrseins auf das Fließen des Atems wird dem Geist (Denken und Fühlen) geholfen, ebenfalls in einem ununterbrochenen Fluss in eine Richtung zu strömen, anstatt sich zu zerstreuen. Der Atem dient als *Heimatbasis, wenn der Geist wandert* (Pema Chödrön).

Jede Körperbewegung, jeder bewusste Atemzug und jeder geistige Impuls wirken *gleichzeitig* verändernd auf das ganze Feld.

Als geistigen Impuls kann man mental ein inspirierendes Wort beim Atmen mitfließen lassen. Sind alle diese Bewegungen in uns integriert und werden als Einheit erfahren (Meditationserfahrung), dann kann in jeder Übung Reinigung, Heilung, Transformation und letztendlich Einsicht in die inneren Zusammenhänge unseres Lebens geschehen.

Atemachtsamkeit ist Geistesgegenwärtigkeit und damit Grundlage jeder Meditation.

- Die achtsame Regulierung des normalen, reaktiven Atems führt zur Entschleunigung und damit zur *wachen Ruhe* (*nirodha*).
- Die regelmäßige Kultivierung der *wachen Ruhe* verändert und integriert alle Wahrnehmungs- und Funktionsebenen zur Erfahrung der *Stille* in der Tiefe des Seins.

Wenn alles still wird, geschieht am meisten, weiß *Søren Kierkegaard*. Und bereits bei *Meister Eckhart* können wir lesen: *Dem ruhigen Geist ist alles möglich.*

Mit dem nun *stillen Atem* in Beziehung zu sein bedeutet, mit dem Leben und *gleichzeitig* mit dem Hintergrundfeld des reinen Bewusstseins in Beziehung zu sein. *Das ist die höchste Form von Gewahrsein im Jetzt.* Beispiele für diese Erfahrung des höchsten Gewahrseins sind:

- Die Berührung des Atems spüren;
- auf den Ton des Atems lauschen;
- im Atem anwesend sein, ohne sich ablenken zu lassen;
- mit dem Atem verschmelzen, Atem sein;
- sich dem Atem anvertrauen, Hingabe an die befreiende Ausatmung, Hingabe an die Kraft der Einatmung;
- sich vom Atem leiten lassen in den Körperbewegungen;
- die Stille, das Schweigen zwischen den Atemphasen und zwischen den Atemzügen erfahren;
- im stillen Atem ruhen bedeutet, in Berührung sein mit sich selbst, mit dem Wesensgrund, mit der non-dualen Urwirklichkeit.

Das Ruhen im Atem, in der Schwingung zwischen zwei Worten, in der Pause zwischen zwei Bewegungen sind Oasen der Stille. *Man ruht in sich, die Zeit scheint stillzustehen.* Die Erregung der Gedanken und Gefühle schwächt sich ab, und es entsteht Einsicht in den inneren, leidfreien Raum. Er ist leidfrei, weil er leer ist. Leer von Gedanken, Wünschen und Erwartungen.

Die *Stille* dieser leeren Zwischenräume kommt aus der Tiefe des ursprünglichen Schweigens. Sie müssen wie eine Kostbarkeit gehütet und gepflegt werden, denn sie bedeuten die Erfahrung der Zeitlosigkeit. Sie zeigen uns das *„ewige Jetzt"* inmitten der Herausforderung linearer Zeitabläufe.

Diese Erfahrungen bewirken eine Resonanz, eine Antwort aus der Tiefe, die oft auch als *Atem der Stille* bezeichnet wird. Das, was antwortet, uns durchdringt und verwandelt, ist so fein, wie es nur der Atem als Hauch sein kann. Aber es ist die wegweisende Ahnung, die Inspiration und die innere Gewissheit: *Ich bin (aham)*. Lautlos sagt mir diese Erfahrung: *Das bist du (tat tvam asi)*; du bist das immerwährende Leben.

Die Beschreibung dieser Erfahrung kann nur eine Annäherung an die Ur-Wirklichkeit sein. Liebe und Licht kommen ihr am nächsten.

Atmen, du unsichtbares Gedicht!
Immerfort um das eigne
Sein rein eingetauschter Weltraum, Gegengewicht,
in dem ich mich rhythmisch ereigne.

Einzige Welle, deren
Allmähliches Meer ich bin;
Sparsamstes du von allen möglichen Meeren –
Raumgewinn.

Wie viele von diesen Stellen der Räume waren schon
Innen in mir. Manche Winde
Sind wie mein Sohn.

Erkennst du mich, Luft, du, voll noch einst meiniger
Orte?
Du, einmal glatte Rinde,
Rundung und Blatt meiner Worte.
(Rainer Maria Rilke, Duineser Elegien)

Übung im Alltag – Alltag als Übung

Ein spiritueller Weg, der nicht in den Alltag mündet, ist ein Irrweg. (Willigis Jäger)

Die Meditationserfahrungen und viele bestätigte Erkenntnisse der Neurowissenschaften und der Hirnforschung beweisen, dass Veränderungen zu *mehr Bewusstheit* in Übung und Alltag möglich sind. *Die äußere Lebensrealität bzw. unsere Sicht auf unseren Alltag und unsere gewohnheitsmäßigen Reaktionen darauf können sich ändern, indem wir den Zustand unserer inneren Wirklichkeit verändern.*

Dazu gilt es, aktiv zu werden, sich vertrauensvoll auf den Weg zu machen. Es gilt, einen individuell passenden und integrativ wirkenden Übungsweg zu finden. Der Atem sollte dabei Wegbegleiter sein, weil er immer gegenwärtig ist, schnell auf Veränderungen reagiert und sofort auf alle Wahrnehmungsinstrumente (Körper, Psyche und Geist) einwirkt. Unsere Zielvisionen sind durchaus realistisch einzuschätzen: von andauernder Beschleunigung und Leistungsstress zu wohltuender Kraft durch Entschleunigung und zur schöpferischen Unterbrechung durch Muße. Dadurch werden innere Ruhe und Stabilität auf der psychischen und auf der mentalen Ebene inmitten jeder Aktivität des Lebens möglich. Einsicht in das wahre Leben breitet sich aus. Wir erkennen: Pausen gehören auch zum Lebensrhythmus. *Der Lotos blüht inmitten des Feuers und wird doch niemals zerstört.* (aus: Shodoka, Gesang vom Erkennen des Tao, Yoka Daishi, Vers 60)

Weitere innere Zielvisionen mit Außenwirkung können verwirklicht werden: mehr Nachhaltigkeit statt ungebremstem

Wachstum, mehr Liebe (Verbundenheit) und Selbstlosigkeit (Altruismus) statt Egozentrismus, Ablehnung und Hass. *Mehr sein als haben, mehr sein als scheinen!*

Wir werden inmitten aller Situationen durch die Wege der Meditation, wenn sie ganzheitlich konzipiert sind, *den Halt* entdecken, der immer in uns gegenwärtig ist: unser unzerstörbares wahres Selbst, die wahre, immerwährende Wirklichkeit. Durch regelmäßiges, tägliches Einüben der spürenden Atemachtsamkeit werden mühelos Bedingungen für *Klarheit und Herzensgüte* geschaffen. Der Umgang mit den Hindernissen des Alltags wird sich insofern verändern, als wir dem Wandel im äußeren Leben gelassen und mit Akzeptanz begegnen können. Begegnen heißt in Beziehung sein und nicht im Widerstand verharren. Das gilt besonders für zwischenmenschliche Beziehungen und wird zu positiven Veränderungen und Problemlösungen führen. In jeder Situation, sei sie auch noch so schwierig, werden die Geistesklarheit und die Herzenskraft unserer Wesensmitte diese Veränderungen zur Ganzheit bewirken.

Urwirklichkeit und Lebensfülle

Die Urwirklichkeit ist klar, still, leer von Gedanken und frei von dem, was wir als Leid bezeichnen. Wir erkennen sie erst als den wahren Grund der *Lebensfülle*, wenn wir in den leeren Raum eintreten. Das ist das sich selbst erfüllende Ziel – nicht am Ende des Lebens, sondern inmitten des Lebens. In den geliebten *und* in den ungeliebten Erfahrungen, in den schmerzhaften *und* auch in den glücklichen Phasen des alltäglichen Daseins ist sie in allem gegenwärtig. Die Lebensfülle ist das So-

wohl als auch. Wir können und dürfen uns nicht „die Rosinen rauspicken". Das führt zu Leiden durch Wertungen und Anhaften. Die Urwirklichkeit umschließt alles. Das ist die Einsicht in die Gewissheit, dass man niemals von der Quelle getrennt war, niemals getrennt ist und niemals getrennt sein wird. „Lebe dein endliches Leben und ruhe dabei ununterbrochen und bewusst in der Unendlichkeit." (nach Ken Wilber). *Wer in seiner Mitte ruht, wird die Welt in allen Facetten erleben können und sie nicht erleiden müssen.*

Das regelmäßige Üben im Alltag

Das regelmäßige Einüben der Atemachtsamkeit und der Atemregulierung ist entscheidend dafür, dass sich unsere innere Wirklichkeit und in Folge unsere äußere Realität mühelos wandeln. Wie das tägliche Zähneputzen sollte es zur Selbstverständlichkeit werden, ohne darüber nachzudenken, ob man es macht oder auch nicht.

Dadurch entfaltet sich die innere Wirkung immer nachhaltiger. Die regelmäßige Übung der Atemachtsamkeit ist „geistiges Zähneputzen", ohne über Sinn und Zweck nachzudenken.

Das Nichtdenken in der Übung ist entscheidend für die tiefgehende und nachhaltige Veränderung im Gehirn, im Nervensystem und in allen beteiligten Funktionsebenen. Darüber hinausgehend wird Transzendenzerfahrung im Raum hinter dem Denken möglich. Nur im von Gedanken freien Raum öffnet sie sich unserer Wahrnehmung.

Hat sich das neue Verständnis vom allumfassenden Leben in uns stabilisiert, dann sind wir im Alltag gut vorbereitet, wenn uns unerwartet oder auch im ganz normalen Ablauf des Tages Herausforderungen begegnen. Die innere Haltung in einer speziellen Übung und die innere Haltung im Alltag stehen also in wechselseitiger Beziehung zueinander. Durch den besonderen, wachen und gleichzeitig ruhigen Geisteszustand, der sich in jeder Übungssituation weiter stabilisiert, können wir in den äußeren Situationen angemessen reagieren. Wir sind dann ganz bei uns (innere Haltung) und gleichzeitig ganz im Augenblick des äußeren Geschehens: *Unser Innerstes wirkt im Außen.* Wir *sind* dann mitfühlend und achtsam und können nun auch besser denken und handeln.

Wir brauchen es uns dann nicht immer wieder zu sagen, dass wir eigentlich anders sein müssten, es aber nicht ausreichend sein können, weil unsere Psyche und unser mentaler Geist dazu nicht die Kraft haben. Sprichwort (auf Paulus zurückgehend): *Der Geist ist willig, aber das Fleisch ist schwach.*

Es genügt nicht, dass der Geist willig ist. *Der Geist muss stark sein.* Es entstehen sonst auf Dauer Unentschiedenheit und Zweifel, die das Handeln lähmen können. Willig ist in dem Sprichwort nur eine Absichtserklärung, für deren Nichtumsetzung es dann viele Gründe gibt, die unser Ego-Geist, der zu allem eine Meinung hat, uns einflüstert.

Es nützt auch nichts, sich im Alltag krampfhaft an Geboten oder Anweisungen orientieren zu wollen, die uns zum Beispiel sagen: „Du sollst deinen Nächsten lieben wie dich selbst", wenn man gerade vor Wut über das Verhalten eines anderen Menschen fast explodiert. Auch der theoretisch richtige Satz: „Du musst nur in jedem Augenblick des Alltags achtsam sein" bleibt leblos und wirkungslos bei einem Menschen, der sich gerade hilflos in einem extremen Stress befindet. Das gilt auch für „Du sollst nicht stehlen, fluchen, gierig und egozentrisch sein."

Solange wir leben, werden uns im Alltag diese sich außerdem noch ständig verändernden Herausforderungen begegnen.

Gebote und krampfhafte Willensanstrengungen, sie „in den Griff zu bekommen" oder sie zu vermeiden, nutzen gar nichts. Das führt nur zu noch größeren Blockaden und Leiden. Der einzige, durch Erfahrung und Forschung bestätigte Weg zur Veränderung ist der bislang beschriebene Übungsweg des Innehaltens und der Umkehr Es ist ein lebenslanger Prozess, auf den wir uns immer wieder von Neuem einlassen müssen, ja einlassen dürfen! Das Potenzial dazu ist in uns angelegt. Wir werden dann nicht mehr hassen, stehlen, gierig und egozentrisch sein und entsprechend handeln.

Mit Erstaunen können wir dann bei uns und auch bei anderen Menschen wahrnehmen, dass sich die Häufigkeit der alltäglichen Schwierigkeiten in dem Maße reduziert, in dem innere Stabilität, Klarheit und Herzensgüte wachsen. Mit viel Geduld, Hingabe an das innere Ziel und mit Vertrauen in den Weg werden wir reifen. *Wer seine Mitte nicht verliert, wächst auch in stürmischen Zeiten.* (Willigis Jäger)

Lebenslang ist die regelmäßige Übung der „spürenden Achtsamkeit" für uns entscheidend darüber, ob die Unruhe wieder stark wird und uns beherrscht oder nicht. Die Tendenz dazu ist in jedem Menschen vorhanden, auch die Neigung zur Nachlässigkeit, wenn gerade alles scheinbar gut läuft. Diese Tendenzen können immer wieder durch körperliche oder geistige Schwäche oder auch durch dramatische äußere Situationen dominant werden. Das ganzheitlich geschulte Bewusstsein wird jedoch in den meisten Fällen diese Entwicklung frühzeitig genug erspüren. Dann besteht die reale Chance zum erneuten Finden der Balance durch die den Körper, die Psyche und das Denken integrierenden Übungen mit dem *Atem*. Das gemeinsame Wirken von Geistesklarheit durch *Pranayama* und von Einfühlung durch „spürende Achtsamkeit" führt unser Bewusstsein zu einer höheren Entwicklungsebene – zu einer neuen Dimension. *Ein Gefühl wie freundschaftliche Zuwendung oder Mitgefühl muss mit Klarheit gepaart sein, dann erst ist es ein Ausdruck innerer Stärke.* (T.K.V. Desikachar in einem Interview).

Übungssituationen – Übungsvorschläge: einfach –wirkungsvoll – tiefgehend verändernd

Alle miteinander korrespondierenden Wahrnehmungsfähigkeiten und ihre Wirkungen verschmelzen durch das bewusste Üben mit dem Atem von einem Jetzt zum nächsten Jetzt. Der strömende Atem, die subtile Energie des Spürens und die ungeteilte Aufmerksamkeit können in jeder Übung und in jeder Alltagssituation die in uns ruhende Atem-Körper-Geist-Einheit erfahrbar machen und stabilisieren. Wir müssen Bedingungen schaffen, die bewirken, dass sich diese zugrunde liegende Möglichkeit zur Balance in unserem alltäglichen Leben verändernd entfaltet.

Die klare Entscheidung zur Veränderung als erster Schritt

Der indische weise Yogameister Sri Krishnamacharya (1888–1989) wurde im Alter von 95 Jahren nach den Ursachen für Langlebigkeit und Gesundheit gefragt. Natürlich erwähnte er auch die üblichen Gründe, die neben einer genetischen Veranlagung für alle Menschen gelten: gesunde Lebensführung, positive Lebenseinstellung, gesunde Ernährung. An allererster Stelle stand bei ihm aber *Pranayama*, die *tägliche* (!) Einübung der Atemregulierung bis hin zum Zustand des „stillen Atems" in der Meditation. *Practice pranayama whenever you get time. (Üben Sie Pranayama wann immer Sie Zeit dafür finden).*

Immer bedeutet: im Stehen, im Gehen, in bewussten Körperbewegungen, im Sitzen, im Liegen. Wenn wir die existenzielle Bedeutung dieser Aussage spüren, dann werden wir auch eine klare Entscheidung treffen können. Wir werden in unserem Alltag nach Zeitfenstern für kleine und kleinste Unterbrechungen für die Übung mit dem Atem suchen. Wir werden sie finden, wenn wir ihre Bedeutung durch Erfahrung erkannt haben. Durch die zur Gewohnheit werdende Regelmäßigkeit verändern wir uns von innen nach außen grundlegend. Unser Erfahrungsvertrauen wächst.

Wirkungsvolle Basis-Übungen zur Entschleunigung durch Atemausdehnung

Die Unterbrechung des unbewusst fließenden Atems ist der erste Übungsimpuls. Übung ist in jeder Position möglich, aber nicht in jeder Situation. Für die Übung, sei sie auch noch so einfach und noch so kurz, braucht es einen Freiraum inmitten des alltäglichen Geschehens und eine möglichst aufrechte Körperhaltung.

1. Das Spüren der Atembewegung im Bauchraum

Wählen Sie für Ihre Übung mehrmals täglich eine Situation *zwischen* zwei Handlungen, *zwischen* zwei Telefonaten etc. Erinnern Sie sich an den schon erwähnten Hinweis: *Stopp, Innehalten, Rhythmus ändern.* Die Phase des Innehaltens muss nicht lange dauern. Das hängt von Ihren individuellen Möglichkeiten für eine kurze Unterbrechung im Tagesablauf ab. Schon eine Phase von ca. drei Minuten bewirkt bei regelmäßiger Wiederholung einen heilsamen Impuls.

Nehmen Sie eine für Sie im Augenblick mögliche aufrechte Körperhaltung ein (Sitz oder Stand).

Schließen Sie vorzugsweise die Augen oder lassen Sie den Blick auf einer Stelle in Augenhöhe oder auch am Boden ruhen. Legen Sie beide Hände übereinander auf den Bauch. *Spüren Sie bewusst die Atembewegung unter Ihren Händen.*

Alleine schon durch das aufmerksame Gewahrsein des fließenden Atems in diesem Körperraum wird der Atemrhythmus beeinflusst. Er wird etwas langsamer, etwas ruhiger und geschmeidiger werden.

Diese Empfindung verstärkt sich von Mal zu Mal und hat durch regelmäßige Wiederholung eine direkte Wirkung auf das vegetative Nervensystem und den Geist. Versuchen Sie bitte noch nicht, die Atemphasen willentlich zu verlängern.

Der Atem bekommt durch das Spüren mit der Zeit eine andere Qualität, er dehnt sich mühelos von alleine aus. So beruhigt sich der Geist und dadurch entschleunigt sich Ihr Lebensrhythmus ohne Energieverlust. Im Gegenteil. Erinnern Sie sich an die Feststellung von Meister Eckhart: *Dem ruhigen Geist ist alles möglich.*

Das bewusste Spüren der Atembewegung im Bauch und seine Wirkungen könnte man schon als Basis von *Pranayama*, der Atemregulierung, bezeichnen. Eine Wirkung auf den Atem entsteht schon alleine durch die Ausrichtung der „spürenden Achtsamkeit" auf seine Bewegung in einem inneren Raum.

2. Die Verbindung von Einatmen und Ausatmen

Wenn Ihnen die Veränderung des Atems durch das bewusste Spüren vertraut geworden ist, dann dehnen Sie die Übung auf das Gewahrwerden eines vollen Atemzuges aus. Spüren Sie unter Ihren Händen, immer noch im Bauchraum, die Bewegung der Einatmung, den winzigen Augenblick des Übergang zur Ausatmung, die Dauer Ihrer Ausatmung und wieder den Übergang zur Einatmung usw. *Atemzug für Atemzug.*

Einatmen und Ausatmen sind die Grundpolarität des Lebens, die durch die Übergänge von einer Phase zur nächsten in Beziehung steht und *als „der Atem" eins ist.*

3. Ausrichtung der Aufmerksamkeit auf die Wendepunkte

Der Transit von ein zu aus und von aus zu ein geschieht normalerweise in Sekundenschnelle.

Richten Sie nun im nächsten Schritt Ihr Gewahrsein *nur* auf diese Übergänge und dehnen Sie nun diese jeweils um ca. zwei Sekunden aus. Kleine Räume des Innehaltens mitten im Atmen entstehen – das heilsame „Dazwischen", wie es schon beschrieben wurde.

4. Raum der Einatmung, Raum der Ausatmung

Bisher haben Sie sich nur auf die Atembewegung im Bauchraum ausgerichtet. Die entspannte Bauchatmung ist für alle Menschen sehr wichtig. Ihre Qualität hängt von der guten Funktion des Zwerchfells in Verbindung mit der Bauchmuskulatur ab. Das Zwerchfell ist als der größte Atemmuskel vorrangig für die Ausatmung wichtig. *Eine lange, geschmeidige und vollständige Ausatmung ist wiederum entscheidend für Reinigung, Heilung, Beruhigung, Loslassen und für die Verinnerlichung.* Die Ausatmung muss aber immer auch in einem guten Verhältnis zur stärkenden Einatmung stehen. *Nur zusammen garantieren sie die Qualität des Atems als Lebensenergie (prana).*

Im Gesamtgeschehen hat die Einatmung auch einen besonderen Körper-Innenraum, in dem man ihr Wirken durch Spüren wahrnehmen kann: Es ist der Brustraum. Durch das Auflegen der Hände können Sie während eines Atemzuges beide Räume bewusst machen und durch Spüren den Atem beeinflussen. Dabei ist es wichtig, dass Sie den Atem ganz normal kommen und gehen lassen, auch der Wechsel soll dabei bewusst gespürt werden. Der Atem darf nicht unruhig werden.

Legen Sie eine Hand auf Ihren Brustkorb, die andere Hand auf Ihren Bauch. Fokussieren Sie Ihre Aufmerksamkeit beim Einatmen auf den Brustraum unter Ihrer einen Hand und auf den Bauchraum beim Ausatmen unter Ihrer anderen Hand. Lassen Sie zwischen beiden Bewegungen den Zwischenraum, die Pause, bis etwa zwei Sekunden zu. Erinnern Sie sich: *Dort, wo Ihre Aufmerksamkeit fokussiert ist, fließt verstärkt die Energie!*

5. Bewegen und Verweilen im Atemfluss, Verlängerung der Ausatmung

Verbinden Sie nach einigen Atemzügen des Fokussierens auf die beiden Räume den Atem nun zu einem einzigen inneren Fluss in Ihrem Körperraum. Einatmend über die Nase, die Kehle, den Brustraum bis in den Bauch, kleine Pause, dann ausatmend vom Bauch aufsteigend über den Brustraum, die Kehle, die Nase nach außen, kleine Pause und wieder von Neuem mit dem nächsten Atemzug.

Es ist eine Lenkung der Aufmerksamkeit mithilfe des Atems. Dabei entsteht sowohl die Fähigkeit, spürend aufmerksam zu sein, als auch eine nachhaltig wirkende neue Atemqualität.

Lassen Sie Ihre Einatmung frei kommen, dann halten Sie wie bisher einen ganz kleinen Zeitraum in der Atemfülle inne bis der Ausatemimpuls von alleine kommt. *Geben Sie nun Ihrer Ausatmung etwas mehr Länge als der Einatmung. Spüren Sie am Ende der Ausatmung wieder den entstehenden kleinen Raum der Atemleere, ehe Sie die Einatmung wieder kommen lassen.* Wenn es Ihnen hilft und wenn es entspannt möglich ist, dann können Sie auch beim Einatmen und beim Ausatmen innerlich zählen.

Der Atem darf bei dieser Achtsamkeitsübung nicht angestrengt oder unruhig werden. Wenn das anfangs geschieht, weil die Vorgehensweise ungewohnt ist, dann machen Sie einige normale Zwischenatmungen. Das ist zunächst eine normale Reaktion auf die Veränderung, bis sich diese stabilisiert hat. Beginnen Sie nach den Zwischenatmungen wieder mit den bewussten, rhythmisierten Atemzügen. In höchster Anteilnahme am Atem lassen Sie ihn auch in der veränderten Form wieder einfach nur kommen und gehen, ohne etwas Besonderes damit erreichen zu wollen.

So kann sich das lange Ausatmen mit der Zeit wie selbstverständlich einpendeln und hilft Ihnen in jeder Situation, ohne dass Sie darüber nachdenken müssen. Verschmelzen Sie während Ihren Übungszeiten ganz mit dem inneren Fließen Ihres Atems. Geben Sie sich Ihrem Atem hin, besonders der Ausatmung. Positive Veränderungen geschehen dann fortschreitend von alleine.

6. Die Regulierung des Atems im Zusammenspiel mit einfachen Körperbewegungen

Schon ganz einfache Körperbewegungen haben einen unterstützenden Einfluss auf die Qualität des Atems. Das gilt auch umgekehrt. Atem und Körper sind eine untrennbare Einheit. Ist die „spürende Achtsamkeit" ohne Gedanken mit der Körper- und der Atembewegung zur Einheit verbunden, dann ist die Wirkung ganzheitlich und tiefgehend.

Nehmen Sie wieder eine für Sie passende, möglichst aufrechte Haltung ein (Sitz oder Stand). Legen Sie beide Hände auf den Bauch. Von dieser Basis aus bewegen Sie nun wie nachfolgend beschrieben Ihre beiden Arme. Die Bewegung wird vom Atem geführt und aufmerksam gespürt.

Geben Sie der Einatmung einen winzigen Vorsprung. Fangen Sie ganz fein und leicht an einzuatmen, einen „Wimpernschlag" danach folgen Ihre Arme der Einatmung in die Senkrechte, heben sie die Arme solange Sie einatmen, warten Sie wieder höchstens zwei Sekunden in der Atemfülle, fangen Sie sanft an auszuatmen, kurz darauf folgen Ihre Arme solange Sie ausatmen, in die Ausgangsposition. Legen Sie die Hände wieder auf den Bauch.

Das Zusammenspiel von Atem- und Körperbewegung können Sie auch mit dem ganzen Körper praktizieren. Dazu wählen Sie eine aufrechte Standhaltung. Sie können wieder die Hände auf den Bauch legen. Lassen Sie die Einatmung kommen, die Arme folgen, sie heben sich zur Senkrechten, der ganze Körper richtet sich dabei noch mehr auf. Nach einer kleinen Pause von ca. zwei Sekunden lassen Sie die Ausatmung beginnen, atmen Sie ganz langsam, aber ohne Anstrengung aus, dabei folgt der ganze Körper in die Vorbeuge: Hüften, Becken, Brustkorb, Arme, Nacken und Kopf beugen sich, lassen Sie los. Wenn Ihr Rücken empfindlich ist, beugen Sie zusätzlich Ihre Knie. Lassen Sie in der Vorbeuge die Einatmung kommen und folgen Sie ihr wieder in die Aufrichtung, in die Ausgangsposition. Machen Sie ein bis zwei normale Zwischenatmungen, ehe Sie wieder beginnen. Man kann die Übung auch auf einem Stuhl sitzend praktizieren.

Seien Sie nicht enttäuscht, wenn die Übungen nicht sofort mühelos gelingen. Es ist eine Umstellung, besonders für den Atem und für die Aufmerksamkeit. Das braucht regelmäßiges Üben und Geduld im Wissen darum, dass es wirken wird. Das gilt für alle beschriebenen Achtsamkeitsübungen.

Wenn Sie Einschlafschwierigkeiten haben oder auch, wenn Sie sich nicht wohl fühlen und im Bett liegen müssen, dann können alle bisher geschilderten Achtsamkeitsübungen auch im Liegen praktiziert werden. Sie können auch einen der Vorschläge, bei dem Sie sich besonders gut gefühlt haben, zu „Ihrer" Dauerübung auswählen.

Das langsame Ausatmen hat die intensivste Wirkung. Sie können die Ausatmung noch mehr verlängern, wenn Sie beim Atmen zu Ihrer Kehle hinspüren und die Stimmritzen ein klein wenig verengen. Es entsteht dabei ein ganz feiner innerer Ton in der Kehle (*ujjayi*). Spüren Sie die Berührung und lauschen Sie auf den feinen Laut Ihres Atems im Kehlraum. Üben Sie den „Kehlton" (*ujjayi*) zunächst nur beim Ausatmen.

7. Bewusstes Atmen beim Gehen

Die „Geh-Meditation" wird in allen Übungstraditionen praktiziert. Es gibt verschiedene Formen. Beginnen Sie ganz einfach, indem Sie beim langsamen Gehen, möglichst in der Natur, zunächst den normalen Atem mit dem jeweiligen Schritt verbinden: einatmen, Schritt, ausatmen, Schritt. Um besonders fokussiert zu sein, können Sie auch dabei jeweils „Schritt" denken. Es kann auch ein Wort sein wie z. B. *Om*. Bei zweisilbigen Worten wie z. B. *Amen, Soham, Liebe* denken Sie eine Silbe beim ersten Schritt, die zweite Silbe beim zweiten Schritt. Die Hände können beim Gehen übereinander auf dem Bauch oder auf dem Brustkorb liegen. Die Arme und Hände können aber auch frei und entspannt beim Gehen mitschwingen.

Eine andere Möglichkeit ist der „offene Fokus" beim Gehen. Sie gehen in einem ruhigen Tempo und nehmen dabei gleichzeitig alles wahr, was sich im Raum um Sie herum sinnlich erfahren lässt, ohne herumzuschauen, ohne dass Sie sich mit einer bestimmten Wahrnehmung verbinden. Luft, Duft, Farben,

Formen, Geräusche – alles nehmen Sie ohne Bindung wahr in „freischwebender Aufmerksamkeit“ (J. Krishnamurti, 1895–1986). Spüren Sie dabei, dass Ihr Atem im Hintergrund immer gegenwärtig ist.

8. Der Atem der Stille kommt aus dem Herzen

Die bisherigen Übungsvorschläge waren Vorbereitungen für die Fähigkeit des passiven stillen, inneren Verweilens. Die Atembewegung ist dann so fein, so still geworden, dass man glaubt, gar nicht mehr zu atmen. Es ist ein Zustand der Bewusstseinsstille, in dem aber durch die innere Balance alle Zellen unseres Körpers von *prana* (Lebensenergie) durchdrungen und genährt sind. Jede Körperbewegung und jedes Bemühen, den Atem aktiv auszudehnen, sind nun nicht mehr angebracht und würden die Stille stören. Die vorbereitenden Übungen mit dem Atem haben die Bedingungen für die Meditation entwickelt – *einen ruhigen Geist und ein weites, friedvolles Herz.*

Der „Atem der Stille“ ist das pulsierende Hintergrundfeld des Bewusstseins in stiller Erwartung, sich zu verwirklichen. Es ist wichtig, dass der Körper während der Zeit des Meditierens unbeweglich, aufrecht und dennoch völlig entspannt ruht. Das gelingt am besten in einer aufrechten Sitzhaltung auf einem Meditationskissen, einem Bänkchen oder auf einem Stuhl. Im Krankheitsfall kann man auch im Liegen meditieren oder einfach nur spürend im Atem sein.

In allen spirituellen Traditionen wird das spirituelle Herz (*hrdaya*) als Raum der Selbst-Verwirklichung und der geistigen Unvergänglichkeit erfahren. Dazu einige Beispiele aus den mir bekannten Traditionen.

Den ältesten Hinweis findet man wohl in der *Chandogya Upanishad* aus der Zeit des *Vedanta* (ca. 6. Jh. v. Chr.):

In der Brahmaburg des Leibes ist eine kleine Lotosblüte, das Herz. In ihm ist ein kleiner Raum, aber er ist so groß wie der Weltenraum und enthält alles, was zwischen Himmel und Erde liegt. Es ist die wahre Brahmaburg, die mit dem Alter nicht altert und durch Tötung nicht verfällt und das von allem Übel freie Selbst beherbergt.

In der Neuzeit hat der große Meister des Vedanta; *Ramana Maharshi* (1879–1950); diese Erfahrung als „Selbsterfahrung" im Sinne eines verwirklichten non-dualen Bewusstseinszustandes bezeichnet. Er betonte sinngemäß: *dieses Herz (hrdaya) ist das Zentrum, aus dem alle Erscheinungen hervorgehen.*

Für Ramana Maharshi ist die beschriebene Selbsterfahrung nicht generell einem bestimmten Körperraum zuzuordnen. Aufgrund ihrer psychischen Auswirkungen über die Gefühle wird sie aber in den meisten Traditionen dem Brustraum zugeordnet. Den Brust-Herz-Raum wählt man dann auch meistens als Fokus für die „spürende Achtsamkeit", um dadurch den Prozess der Versenkung in den Wesenskern einzuleiten. In der Einheitserfahrung der Meditation (*samadhi*) kann sich das Geheimnis des spirituellen Herzens offenbaren und als „Herzgeist" unser Leben durchdringen. Nach Ken Wilber ist *hrdaya ein gedankenfreier Zustand des Friedens und der Stille. Es ist unser wahrer, natürlicher Seinszustand.*

Ich möchte ergänzend hinzufügen: *Hrdaya*, das spirituelle Herz, ist ein gedankenfreier Zustand des Friedens, der Stille und der alles verbindenden Liebe in der Tiefe des Herzens. Die Erfahrung des „Herzgeistes" ist immer mit der Erfahrung allumfassender Liebe und des Mitgefühls verbunden. *Das gilt für alle spirituellen Übungswege.* Die Einübung der Stille und des zeitweisen Schweigens (z. B. in einem Meditationskurs) öffnet den Raum zu Liebe, Mitgefühl, Freude und Vergebung. Die sinnliche Wahrnehmung wird dabei nicht unterdrückt oder abgewertet sondern in hohem Maße verfeinert und integriert.

Aus der christlichen Tradition möchte ich beispielhaft Teresa von Ávila erwähnen, die den Raum des unsterblichen Selbst ebenfalls als *innere Burg* bezeichnet hat, deren Zentrum *ganz aus einem Diamant oder sehr klaren Kristall besteht, in der es viele Gemächer gibt, die geklärt werden müssen.* Unter *Gemächern* sind unsere verschiedenen Wahrnehmungsebenen zu verstehen.

Stellt die Burg euch vor wie eine Zwergpalme, bei der viele Hüllen das köstliche Herzblatt umschließen. Sie liegen rings um diesen Raum und ebenso darüber. Die Dinge der Seele muss man sich immer in Fülle und Weite und Größe denken. (aus: Die innere Burg – Lebensstufen).

9. Atmen durch den „Herzpunkt"

Im Yoga ist der „Herzpunkt" ein kleiner, äußerlich deutlich spürbarer Körperbereich unmittelbar unterhalb des Brustbeins. Er liegt zwischen dem linken und dem rechten Rippenbogen und ist sehr sensibel. Herzspitze und Zwerchfellspitze treffen hier aufeinander. Unterhalb des Brustbeins und dicht unter dem Zwerchfell liegt außerdem das Sonnengeflecht (Solarplexus), das Zentrum des vegetativen Nervensystems. Die äußerst feine und empfindliche Beziehung zwischen Zwerchfell, Herz und Sonnengeflecht darf auf keinen Fall beim Üben mit dem Atem ignoriert werden.

Das bewusste Atmen durch den „Herzpunkt" in der inneren Haltung aufmerksamen Gewahrseins führt zur körperlichen, geistigen und psychischen Harmonie. Auch das Verweilen in diesem kleinen Innenraum während der Stille nach der Ausatmung hat eine vertiefende Wirkung. Wählen wir den „Herzpunkt" als Fokus, um uns schrittweise in die Wirklichkeit des spirituellen Herzens zu versenken, dann ist es hilfreich, sich zunächst sanft und ohne Druck in diesen Raum einzuspüren. Das ist durch die Berührung mit den Fingerspitzen möglich. Dabei erfahren wir auch die Atembewegung und können innerlich im Ausatmen loslassen. Wenn wir uns täglich durch Berühren und Atmen dem „Herzpunkt" für einige Minuten zuwenden, vertiefen wir immer mehr die entspannende und heilsame Information und die Beziehung zu uns selbst. *Ruhe im Atem, Ruhe im Herzen und Klarheit im Denken können sich entfalten.*

Die formale Übung

Nehmen Sie eine für Sie passende aufrechte Sitzhaltung ein. Situativ bedingt können Sie auch liegen. Schließen Sie Ihre Augen, entspannen Sie die Augenlider, lassen Sie in den Kiefergelenken los, der Unterkiefer senkt sich dabei ein wenig. Legen Sie ohne Druck die Fingerspitzen beider Hände auf den „Herzpunkt" unterhalb des Brustbeins und lassen Sie die Ellenbogen sinken. Spüren Sie die Atembewegung, bleiben Sie passiv spürend, beeinflussen Sie den Atem nicht.

Es atmet. Überlassen Sie sich ganz dieser Bewegung des Lebens. Das sind Sie, das bist Du. Allmählich werden der Atemraum und der Atemfluss in Ihrer Wahrnehmung eine Einheit. Spüren Sie diese Einheit von Körper und Atem, ohne etwas zu erwarten, ohne willentlich einzugreifen. Wenn Sie durch einen Gedanken oder ein Geräusch abgelenkt werden, kehren Sie ruhig wieder zum Atmen im „Herzpunkt" zurück.

Höchste Wachheit bei gleichzeitiger Stille kennzeichnet die Erfahrung einer Seinsweise, die jenseits unserer normalen, eingeschränkten Ego-Struktur aufleuchtet. Wir denken nicht mehr, wir beobachten auch nicht mehr und reagieren auch nicht mehr auf Gedanken, Gefühle und Sinnesreize. Reines bewusstes Sein nimmt sich in der vollkommenen Versenkung formlos und gedankenfrei wahr.

Die informale Übung im Alltag

Alle regelmäßig praktizierten Übungen haben eine innere Wirkung. Unser Innerstes antwortet. Es ist eine Tiefenresonanz, die sich als Veränderung zeigt. Immer mehr spüren wir unsere innere Kraft, Frieden, Liebe, Mitgefühl und Freude. Ein klarer Geist und ein weites Herz werden unser Handeln in *jeder* Lebenssituation leiten. Die sogenannte „informale Übung" ist also keine Übung im bisherigen Sinne mehr, sondern deren Wirkung als besondere, ständig achtsame und einfühlsame Lebensweise im *Jetzt*.

Vor lauter Lauschen und Staunen sei still,
du mein tieftiefes Leben;
dass du weißt, was der Wind dir will,
eh noch die Birken beben.

Und wenn dir einmal das Schweigen sprach,
lass deine Sinne besiegen.
Jedem Hauche gib dich, gib nach,
er wird dich lieben und wiegen.

Und dann, meine Seele, sei weit, sei weit,
dass dir das Leben gelinge,
breite dich wie ein Feierkleid
über die sinnenden Dinge.
(Rainer Maria Rilke am 19. Januar 1898, Berlin-Grunewald)

Literatur

Ausländer, Rose: *Ich höre das Herze des Oleanders, Gedichte 1977–1979*, Frankfurt/Main, S. Fischer-Verlag, 1984

Bäumer, Bettina: *Trika: Grundthemen des kaschmirischen Sivaismus*. Hg. Ernst Fürlinger, Innsbruck-Wien: Tyrolia-Verlag, 2003

Ceming, Katharina / Werlitz, Jürgen: *Die verbotenen Evangelien, Apogryphe Schriften*, Wiesbaden: Marix Verlag, 2004

Chödrön, Pema: *Die 3 Versprechen*, München, Arkana Verlag, 2014

Daishi, Yoka: *Shodoka, Gesang vom Erkennen des Tao*, Textsammlung Mystische Spiritualität, Benediktushof/Holzkirchen

Desikachar, T.K.V.: *Verschiedene Interviews und Vorträge*

Dürr, Hans-Peter: *Warum es ums Ganze geht*, München, Oekom Verlag, 2009

Dürr, Hans-Peter: *Geist, Kosmos und Physik, Gedanken über die Einheit des Lebens*, Amerang, Crotona Verlag, 2010

Goethe, Johann Wolfgang von: *Goethes Werke, Hamburger Ausgabe, Bände II und XII*, Hamburg, Christian Wegner Verlag, 1952

Jäger, Willigis: *Jenseits von Gott*, Holzkirchen, Wege der Mystik, 2012

Kabir: *Im Garten der Gottesliebe*, Heidelberg, Hermes-Verlag, 1984

Lengsfeld, Peter: *Mystik – Spiritualität der Zukunft*, Freiburg im Breisgau, Herder-Verlag, 2005

Maharshi, Ramana: *Sei, was du bist*, Scherz/O.W.Barth-Verlag, München, Wien, 1991

Pörksen, Bernhard: *Die große Gereiztheit*, Berlin, Hanser Verlag, 2018

Rilke, Rainer Maria: *Duineser Elegien*, Frankfurt/Main, Insel Verlag, 1923

Rilke, Rainer Maria: *Sämtliche Werke in 6 Bänden*, Frankfurt/Main, 1980

Ropers, Roland.R.: *Zukunft: Mystik!, Wegweiser zur religiösen Urquelle.* Kevelaer, Verlagsgemeinschaft topos plus, 2018

Rosa, Hartmut: *Resonanz*, Berlin, Suhrkamp Verlag, 2016

Rumi: *Zwischen Reiz und Reaktion*, Privatsammlung von Meditationstexten

Safranski, Rüdiger: *Zeit*, München, Hanser Verlag, 2015

Schreiner, Peter: *Bhagavad-Gita, Wege und Weisungen*, Zürich, Benzinger, 1991

Simon-Wagenbach, Helga: *Vollende, was du bist, der integrale Weg*, Stuttgart, Theseus- Verlag, 2007

Simon-Wagenbach, Helga: *Klarer Geist – Weites Herz*, Petersberg, Vianova Verlag, 2013

Sriram, R: *Patanjali, Das Yogasutra*, Berlin, Theseus Verlag, 2006

Teresa von Ávila: *Die innere Burg*, Gesammelte Werke Band 4, Freiburg im Breisgau, Herder-Spektrum, 2005

Wilber, Ken: *Integrale Psychologie*, Freiamt, Arbor-Verlag, 2001

Wolz-Gottwald, Eckard: *Yoga-Philosophie-Atlas*, Petersberg, Vianova Verlag